中等职业教育重点（特色）专业教改创新示范教材
供 农 村 医 学 专 业 用

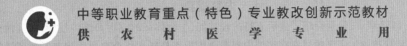

常用护理技术

CHANGYONG HULI JISHU

主 编 / 兰洪萍

副主编 / 殷金明

U0379341

重庆大学出版社

内容提要

本书共分 15 个实训,分别介绍了生活支持护理技能、生命体征的观察和维护技能、医院内感染的预防与控制技能和诊疗技能。实训项目意在实训中提高学生操作技能和综合素质的培养。各项技能按学习情境、实训目标、实训学时、实训准备、实训步骤、实训内容、注意事项、实训考核和课后作业几个方面进行编写。

本书可作为中等职业卫生学校的农村医学专业使用,也可作为护理专业等的参考用书。

图书在版编目(CIP)数据

常用护理技术/兰洪萍主编.—重庆:重庆大学
出版社,2016.9(2024.1 重印)
中等职业教育重点(特色)专业教改创新示范教材
ISBN 978-7-5689-0002-7

Ⅰ.①常… Ⅱ.①兰… Ⅲ.①护理学—中等专业学校
—教材 Ⅳ.①R47

中国版本图书馆 CIP 数据核字(2016)第 175304 号

常用护理技术

主 编 兰洪萍
副主编 殷金明
策划编辑:梁 涛

责任编辑:陈 力 版式设计:梁 涛
责任校对:秦巴达 责任印制:赵 晟

*

重庆大学出版社出版发行
出版人:陈晓阳
社址:重庆市沙坪坝区大学城西路 21 号
邮编:401331
电话:(023) 88617190 88617185(中小学)
传真:(023) 88617186 88617166
网址:http://www.cqup.com.cn
邮箱:fxk@ cqup.com.cn(营销中心)
全国新华书店经销
重庆市鹏程印务有限公司印刷

*

开本:787mm×1092mm 1/16 印张:5.75 字数:140 千
2016 年 9 月第 1 版 2024 年 1 月第 2 次印刷
ISBN 978-7-5689-0002-7 定价:19.00 元

中等职业教育重点（特色）专业教改创新示范教材

农村医学专业
实训指导教材编审委员会

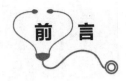

前　言

　　为解决农村地区卫生技术人员不足的问题,2010 年教育部颁布《中等职业学校专业目录》(2010 修订版),新增了村卫生室及边远贫困地区乡卫生院培养职业助理医师(乡村)的农村医学专业。新农村医学专业将承担起为农村医疗单位培养合格医务人员的责任。重庆市医药卫生学校于 2014 年开设此专业,但在教学实践过程中发现缺乏一套实用性的实训教材。护理教研组全体教师根据重庆市教委、市财政局《关于公布重庆市中等职业技术学校重点特色专业建设计划 2014 年立项建设项目的通知》(渝教职成〔2015〕8 号)要求,结合执业助理医师考试编写了《常用护理技术》一书。

　　本书体现以能力为本位,以职业实践为主,在实训中提高学生操作技能的同时,注重学生综合素质的培养,缩短与岗位的距离。各项技能按学习情境、实训目标、实训学时、实训准备、实训步骤、实训内容、注意事项、实训考核和课后作业几个方面进行编写。

　　本书由重庆市医药卫生学校兰洪萍担任主编,殷金明担任副主编,编写分工如下:实训一　生命体征测量由冉茂萱编写;实训二　无菌技术由吴萍编写;实训三　穿脱隔离衣由王瑜编写;实训四　皮内注射和实训五　皮下注射由蒋薇编写;实训六　肌内注射由向婕编写;实训七　静脉注射由重庆市涪陵中心医院护士长李亚琼和陈红静编写;实训八　静脉输液和实训十　大量不保留灌肠由刘晓蓉编写;实训九　鼻饲法由兰洪萍编写;实训十一　导尿术由叶赛丽编写;实训十二　静脉血标本采集和实训十四　吸痰术由吴兴碧编写;实训十三　氧气吸入由陈衍编写;实训十五　心肺复苏由陈梅编写。全书由兰洪萍统稿,由重庆市涪陵区妇幼保健院产科护士长王凌审稿。王护士长对编写工作给予了精心指导和认真审改,在此表示诚挚的感谢!

　　全体编委均以科学严谨、认真负责的态度参与本书的编写工作,但由于时间仓促,加之作者水平所限,疏漏之处在所难免,恳请使用本书的老师和同学们提出宝贵意见和建议,以便我们及时改进和完善。

主编　兰洪萍

2016 年 3 月

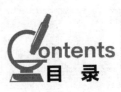

Contents 目 录

实训一　生命体征的测量

【学习情境】

患者,男,22岁,初中文化,因与他人发生矛盾后服安眠药自杀未遂,被送至下级医院初步抢救后转来我院,神志清楚,情绪低落,输液继续。

【实训目标】

1. 能模仿完成体温、脉搏、呼吸、血压的测量。
2. 能准确读体温计、血压计。
3. 能初步判断异常生命体征并根据病情初步判断病情。

【实训学时】

2学时。

【实训准备】

1. 环境准备

安静、整洁、光线明亮、舒适。

2. 操作者准备

着装整洁,洗手,戴口罩。

3. 患者准备

了解生命体征测量的目的,取舒适卧位,测血压取坐位或平卧位。

4. 用物准备

准备两只容器(已知内盛备用的体温计,另一只内盛消毒液)、腋温表、血压计、听诊器、液状石蜡、棉签、生命体征记录单、笔、秒表、消毒纱布、干纱布、卫生纸。

【实训步骤】

1. 教师示教

教师在同学身上示范体温、脉搏、呼吸、血压的测量方法,并讲解操作中的注意事项。

2. 学生练习

每两人一组,互相进行操作练习,教师巡视指导。

3. 小结评价

教师每组抽一名学生进行操作展示,其余同学观看,操作完成后,先由学生指出存在的不足,然后由教师进行评价矫正,最后教师归纳,总结。

4.布置作业

【实训内容】

操作步骤	方法
评估、核对、解释	携带用物至床旁,问候,核对床号、姓名,评估有无影响生命体征测量的因素,解释测量目的、配合方法
环境	环境安静整洁,光线充足,温度适宜,患者取舒适体位,方便操作
测体温	用干纱布擦干腋窝汗液,将体温计水银端放于腋窝处夹紧,保持 10 min,取出读数
测脉搏	以食指、中指、无名指的指端按压在桡动脉上,测时 30 s,乘以 2 即为每分钟脉搏数
测呼吸	继续保持诊脉手势,观察患者胸部或腹部的起伏,测时 30 s,乘以 2 即为每分钟呼吸的次数
测血压	患者取坐位或平卧位,卷起袖子,掌心向上,肘部伸直; 放血压计于手臂旁,打开水银槽开关,驱尽袖带内气体,将袖带橡胶管对准肘窝,平整地缠在上臂中部,袖带下缘距肘窝 2~3 cm,松紧以伸入一手指为宜(图 1.1)将听诊器胸件置于肱动脉搏动最强处,关闭输气球阀门开始充气,至肱动脉搏动消失再升高 20~30 mmHg; 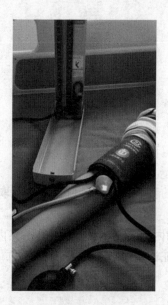 图 1.1 打开输气球缓阀门,以 4 mmHg/s 速度缓慢放气,听到第一声搏动汞柱所指的刻度为收缩压,当搏动消失或变声汞柱所指的刻度为舒张压; 取下袖带,驱尽带内余气,关闭水银槽开关,盖好盒盖

续表

操作步骤	方　　法
整理交代	协助患者穿好衣袖,取舒适体位,用物归位,将结果告诉患者并解释,同时交代注意事项
洗手、记录	将测得的结果记录在记录本上,并感谢患者的配合

【实训注意事项】

(1)先检查体温计是否完好、体温计的水银柱是否在35 ℃以下。

(2)根据患者情况选择合适的测量部位。

(3)测口腔温度的患者不慎咬破体温计,应首先清除口腔内的玻璃碎屑,再喝牛奶或蛋清水以延缓汞的吸收;如病情许可,可食用粗纤维食物加速汞的排出。

(4)为保证能够准确测量血压,应定期检测血压计的性能,对需长期观察血压的患者,要做到"四定",即:定部位、定体位、定时间、定血压计。

(5)排除影响血压的外界因素:袖带过松、过窄,导致血压值过高;袖带过紧、过宽,导致血压值偏低。

【实训考核】

表1.1　周围静脉输液考核标准

操作步骤	评分标准	得　分
评估操作	核对,评估内容贴切、全面,评估方法正确	
测体温	部位、方法正确,解释恰当	
测脉搏	方法、计数正确	
测呼吸	保持诊脉手势,患者保持自然呼吸状态,计数准确	
测血压	体位、部位适宜,袖带位置正确,松紧度恰当,听诊器位置正确,充气放气过程一次成功,汞柱下降速度适宜,测得血压值准确	
整理、嘱咐	患者体位舒适,床单位整洁,嘱咐内容贴切、全面,用物整理方法正确	
记录	洗手、记录	
时间	5 min 内完成	

表1.2　实训行为评价表

项　目	评价内容	评分等级		
		好	中	差
仪容仪表	着装整洁,不佩戴首饰,不留长指甲,不涂指甲油,精神饱满,表情轻松,站姿、坐姿良好	4	3	2

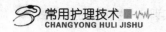

续表

项　目	评价内容	评分等级		
		好	中	差
学习态度	操作积极主动,态度认真,认真思考,积极发言,善于与同学交流,具有良好的互助、合作精神	6	4	2
爱伤观念	动作轻稳、准确,爱护护理模型,不损坏用物,文明礼貌,勤整理病床单元	6	4	2
遵守纪律	遵守实验室守则,不迟到、早退,不随意离开实验室	4	3	2

表1.3　实训成绩综合评价表

项　目 姓　名	技能评价(80%)			行为评价(20%)			总　分
	自评	小组评	教师评	自评	小组评	教师评	

【课后作业】

一、案例分析

案例1:患者,男,50岁,因头晕、头痛、失眠、注意力不集中一月余,工作劳累或精神紧张后加重来就诊。体格检查:患者体温36.4 ℃,脉搏 80 次/min,呼吸 16 次/min,血压170/85 mmHg,左上臂一周前因摔伤,用绷带包扎,患者有高血压家族史。

①患者的生命体征有哪些是异常的?

②为该患者测量血压时应注意哪些问题?

案例2:患者,男,27岁。体温升高达40.2 ℃以上,每天波动范围在1 ℃以上。

①患者的热型为哪一种?

②若为患者测口腔温度时其不慎将体温计咬碎,应怎么处理?

二、选择题

1.测脉搏的首选部位是(　　)。

　A.颞动脉　　　B.桡动脉　　　C.肱动脉　　　D.足背动脉　　　E.颈动脉

2.为了准确观察患者的血压,测量血压时应尽量做到四定,即(　　)。

　A.定时间、定部位、定体位、定血压计

　B.定时间、定部位、定体位、定人员

　C.定时间、定部位、定体位、定格式记录

　D.定时间、定部位、定体位、定听诊器

E.定时间、定部位、定体位、定袖带

3.患者,男,48岁。被诊断为"菌痢",测量体温时得知其5 min前饮过热开水,为此应该（　　）。

  A.嘱其用冷开水漱口后再测　　　　　　　B.暂停测一次

  C.参照上次测量值记录　　　　　　　　　D.改测直肠温度

  E.告知患者30 min后再测口腔温度

4.患儿,男,3岁。高热、惊厥、腹泻入院,诊断为"中毒性菌痢"。为该患儿测体温最适宜的方法是（　　）。

  A.电脑数字体温计测腋温　　　　　　　　B.肛表测直肠温度

  C.化学体温计测口温　　　　　　　　　　D.玻璃体温计测口温

  E.电脑数字体温计测直肠温度

5.患者,男,84岁。脑出血,意识模糊不清,左侧肢体偏瘫,正确测量体温、血压的方法是（　　）。

  A.测量口腔温度,测右上肢血压　　　　　B.测腋下体温,测右上肢血压

  C.测腋下体温,测左上肢血压　　　　　　D.测直肠温度,测左上肢血压

  E.测口腔温度,测左上肢血压

6.患者,男,48岁。车祸外伤,来急诊科。为其测血压,因动脉搏动微弱听不清,需要重复测量,下列操作错误的是（　　）。

  A.将袖带内空气驱尽　　　　　　　　　　B.使水银柱降至"0"点

  C.稍待片刻重新测量　　　　　　　　　　D.袖带连续加压直到听清为止

  E.测量时先读收缩压,后读舒张压

7.患者,男,33岁。体温为39.8℃,用水银体温计测量体温时,不正确的方法是（　　）。

  A.口腔手术患者不测口腔温度

  B.腹泻、肛门手术患者不可用直肠测温

  C.若发现口腔温度与病情不符,改测腋温

  D.患者不慎咬破体温计时,应尽快清除其口腔内的玻璃碎屑

  E.腋温测量10 min

8.患儿,男,3岁。高热、惊厥,为其测量直肠温度时,将肛表插入肛门的深度为（　　）。

  A.1～2 cm　　　　B.2～3 cm　　　　C.3～4 cm　　　　D.4～5 cm　　　　E.5～6 cm

9.患者,男,75岁。呼吸微弱,不易观察,为其测量呼吸频率的方法是（　　）。

  A.仔细听呼吸音响并计数

  B.将手置于患者鼻孔前,以感觉气流通过并计数

  C.手按胸腹部,根据胸腹部起伏次数计算呼吸频率

  D.测得脉率乘以1/4,以推测呼吸次数

  E.置少许棉絮于患者鼻孔前计数其被吹动次数

10.患者,男,50岁。因头晕、头痛、失眠、注意力不集中一月余,工作劳累或精神紧张后加重来就诊。体格检查:患者体温36.4 ℃,脉搏80 次/min,呼吸16 次/min,血压170/85 mmHg,左上臂一周前因摔伤,用绷带包扎,患者有高血压家族史。若测量患者血压采取坐位,应使其肱动脉位置平（　　）。

  A.第二肋软骨　　B.第三肋软骨　　C.第四肋软骨　　D.第五肋软骨　　　　E.第六肋软骨

实训二　无菌技术

【学习情境】

患者,男,55岁。在地里干活时小腿不小心被划伤,未引起重视。3天后,伤口周围红肿,有脓性液体流出,来院就诊,拟行清创、包扎术,请为该患者准备清创所需用物。

【实训目标】

1.能模仿完成无菌技术操作流程。

2.能对无菌技术操作过程中出现的污染情况作出合理的判断并处理。

【实训学时】

4学时。

【实训准备】

1.环境准备

宽敞、清洁,操作台整洁宽大适合操作。

2.操作者准备

着装规范,举止端庄,修剪指甲,洗手,戴口罩。

3.用物准备

治疗盘、无菌包、无菌持物钳、无菌治疗碗、无菌溶液、无菌手套、弯盘、棉签、消毒棉球、纱布、笔、胶布。

【实训步骤】

1.教师示教

教师演示无菌技术操作流程,并讲解操作中的注意事项。

2.学生练习

每4人一组进行操作练习,教师巡视指导。

3.小结评价

教师每组抽一名学生进行操作展示,其余同学观看,操作完后,先由学生指出存在的不足,然后由教师进行评价矫正,最后教师归纳,总结。

4.布置作业

【实训内容】

操作步骤	方　　法
开无菌包	核对无菌包名称、灭菌日期及灭菌效果,解开系带,缠放整齐置于包布下不外露,将无菌包放在平坦、清洁、干燥的台面上打开,检查化学指示卡是否达到消毒效果,用无菌持物钳夹取治疗巾放于治疗盘内; 　　包无菌包:无菌包内剩余物品按原折痕包好,将系带横向扎好呈一字形包扎,并注明开包日期、时间,并签名
铺无菌盘	双手捏住治疗巾两折一边外角,抖开后铺在治疗盘上。上层呈扇形折叠3次,开口边向外,露出无菌面(图2.1) 图2.1
取无菌物品	检查无菌包名称、灭菌日期及灭菌效果,将治疗碗包托在手上,解开系带夹于指缝,另一只手打开包布抓住四角。稳妥地将治疗碗放入无菌区,检查无菌容器内物品的名称、灭菌日期及灭菌效果,用无菌持物钳按需夹取棉球、纱布等放入无菌盘内
取无菌溶液	核对无菌溶液名称、浓度、剂量、有效期,检查瓶盖有无松动,瓶身有无裂痕,溶液有无沉淀、浑浊、变色;启开瓶盖,并消毒瓶塞,用右手拇指和食指翻开瓶塞,左手持溶液瓶,瓶签握于手心,倒出少量溶液于弯盘内冲洗瓶口,再由原处倒出溶液至无菌治疗碗中
盖无菌盘	双手捏住治疗巾上层两角的外面,拉开扇形折叠层覆盖于物品上,上、下层边缘对齐,开口向上反折两次,两侧边缘分别向下折1次,注明铺盘名称、日期、时间,并签名
打开无菌盘	打开治疗巾边缘,双手捏住治疗巾上层两角外面,扇形折叠,开口边缘向外
戴无菌手套	核对无菌包名称、手套号码、灭菌日期及灭菌效果,打开无菌包,取出手套袋平放于操作台上打开,取出滑石粉包,涂擦双手;两手同时掀开手套袋开口处,分别捏住两只手套的翻折部分,取出手套;将两手套五指对齐,先戴一只手,再以戴好手套的手指插入另一只手套的反折内面,同法戴好;调整手套位置,将手套的翻面扣套在工作服的衣袖外面(图2.2) 图2.2

续表

操作步骤	方 法
脱无菌手套	一手捏住另一只手套的腕部外面,翻转脱下;再将脱下手套的手插入另一只手套内面,将其翻转脱下,放入治疗车下层弯盘内
整理用物	整理用物,分类处理

【实训注意事项】

(1)操作中严格区分无菌物品与非无菌物品、无菌区与非无菌区。

(2)无菌物品必须用无菌持物钳或镊子取用,避免用非无菌的手接触无菌物品,操作中注意避免跨越无菌区。

(3)无菌物品一旦被污染或怀疑污染时,不得再放回或使用,应重新灭菌。

(4)一套无菌物品只供一位患者使用,以防止交叉感染。

【实训考核】

表2.1 无菌技术操作考核标准

操作步骤	评分标准	得 分
准备	护士:着装规范,举止端庄、大方,洗手、戴口罩 用物:备齐 环境:环境、操作台面符合要求	
无菌包使用	携用物至操作台前,报告老师,汇报操作项目,操作者示意开始;检查、解带、开包、取物、原折痕包回、写开包时间方法正确,无污染	
铺无菌盘	方法正确,无污染	
无菌物品的使用	正确使用无菌容器及无菌持物钳取放无菌纱布、棉球,无污染;取无菌治疗碗方法正确,无污染	
盖无菌盘、打开无菌盘	覆盖无菌盘方法正确,无污染,注明铺盘的日期及时间,签名;打开无菌盘的方法正确,无污染	
取无菌溶液	检查、核对、取瓶塞、冲瓶口、倒溶液、盖上瓶盖方法正确,无污染	
戴、脱无菌手套	检查、核对、涂滑石粉(无飞扬)、取手套、戴手套,冲洗手套表面污物、脱手套操作方法、顺序正确,无污染	
用物整理	治疗车整洁,污染物品置治疗车下层,无物品遗留操作台上;洗手;报告老师,操作完毕	
时间	6 min 内完成	

表2.2　实训行为评价表

项　目	评价内容	评分等级		
		好	中	差
仪容仪表	着装整洁,不佩戴首饰,不留长指甲,不涂指甲油,精神饱满,表情轻松,站姿、坐姿良好	4	3	2
学习态度	操作积极主动,态度认真,认真思考,积极发言,善于与同学交流,具有良好互助、合作精神	6	4	2
爱伤观念	动作轻稳、准确,不损坏用物,文明礼貌,勤整理病床单元	6	4	2
遵守纪律	遵守实验室守则,不迟到、早退,不随意离开实验室	4	3	2

表2.3　实训成绩综合评价表

项　目　　　　　姓　名	技能评价(80%)			行为评价(20%)			总　分
	自评	小组评	教师评	自评	小组评	教师评	

【课后作业】

一、案例分析

患者,男性,45岁。因发现非胰岛素依赖型(2型)糖尿病1年,小脚趾破溃有脓性分泌物流出2天入院。已于当日行清创术。今日术后第3天,拟行床旁换药。

①换药前应做哪些准备?

②换药过程中有哪些注意事项?

二、选择题

1.无菌盘铺好后,有效期为(　　)。

A.8 h　　　　　B.4 h　　　　　C.12 h　　　　　D.24 h　　　　　E.10 h

2.无菌包打开后,在包内物品未被污染的情况下,在(　　)内可以使用?

A.48 h　　　　　B.12 h　　　　　C.24 h　　　　　D.10 h

E.7 d 间获得而出院后出现症状的感染

3.患者,女,20岁,上腹部不适,疼痛,医嘱胃镜检查,需取无菌生理盐水冲洗胃镜,护士取无菌溶液操作方法正确的是(　　)。

A.取用前先检查溶液药名、浓度、质量、有效期

B.倒溶液时可将瓶口触及胃镜

C.倒出的溶液未用完,可再倒回瓶内,避免浪费

D.将无菌敷料直接伸入瓶内蘸取溶液

E.未用完的溶液可在 12 h 内用

4.患者,男,50 岁。肺部感染,医嘱静脉注射抗生素,护士在无菌操作时,铺无菌盘方法错误的是( )。

A.用无菌持物钳夹取无菌治疗巾

B.无菌治疗巾边缘应对齐

C.按需取无菌物品放入无菌区内

D.将无菌治疗巾开口部分及两侧反折

E.有效时间不超过 6 h

5.患者,男,70 岁。因发热、咳嗽、呼吸困难入院,在医院治疗时,为发生交叉感染,具有针对性的措施是( )。

A.无菌物品应放在清洁、干燥、固定的地方

B.无菌物品与非无菌物品分开存放

C.无菌物品应定期检查

D.一份无菌物品只供该患者使用

E.用无菌钳夹取无菌物品

6.患者,女,55 岁。尾骶骨处有一处 2 cm×2 cm 压疮,护士准备给患者换药。在准备物品时,不小心将生理盐水倒在无菌巾包上,正确的做法是( )。

A.立即将无菌包内的无菌巾用完　　　　　　　B.4 h 内用完

C.24 h 内用完　　　　　　　　　　　　　　　D.烘干后使用

E.无菌包重新灭菌

7.助产士实习生,女,19 岁。在医院手术室实习,练习戴无菌手套操作时,下列程序中( )是错误的。

A.戴手套前先洗手、戴口罩

B.核对手套号码及无菌日期

C.已戴手套的右手持另一手套的内面戴左手手套

D.戴好手套的双手置腰部水平以上

E.脱手套时,将手套口翻转脱下

8.患者,女,65 岁。泌尿系统感染,医嘱用导尿术留尿培养标本,护士在进行导尿操作时,无菌持物钳使用方法正确的是( )。

A.浸泡无菌持物钳的消毒液应在钳的轴节以上 1~2 cm 处

B.取放无菌持物钳时,钳端应闭合

C.无菌钳每周消毒 1 次

D.到远处取物时应速去速回

E.使用时持物钳钳端向上,不可跨越无菌区

9. 患者,女,65 岁。车祸致外伤,护士在为患者换药使用无菌容器时,下列(　　)操作是错误的。

　A. 先检查无菌容器及物品的名称、灭菌日期

　B. 打开容器盖时,将盖的无菌面朝上

　C. 手不可触及容器及盖的内面

　D. 用毕立即将容器盖严

　E. 已取出的无菌物品如未用完,应立即放回无菌容器内保存

10. 患者,女,20 岁。因外伤气胸,行胸腔闭式引流术,术后护士给患者换药,使用无菌包。下列操作(　　)是错误的。

　A. 检查无菌包的名称、灭菌日期及化学指示胶带是否变黑

　B. 将无菌包放在清洁干燥、平坦处解带

　C. 手托无菌包先打开一角,再将其他三角打开,将包布带卷起夹在托无菌包的手指缝内

　D. 打开无菌包时,注意包的内面为无菌面,外面为有菌面

　E. 开包 2 d 后包内物品如未用完,必须重新消毒

实训三　穿脱隔离衣

【学习情境】

患者,男性,42岁,因乏力、食欲缺乏半个月,伴身体黄染6 d,门诊以急性肝炎收入传染科住院。患者生命体征平稳,慢性病容,皮肤、巩膜黄染,双下肢轻度凹陷性水肿,实验室检查:HbsAg(+),HbeAg(+),HbcAb(+)。请按操作规程穿脱好隔离衣后进出该病区。

【实训目标】

1.能按照操作规程熟练穿脱隔离衣。

2.能及时发现不当操作并正确处理。

【实训学时】

2学时。

【实训准备】

1.环境准备

宽敞、整洁、安全、物品摆放有序。

2.操作者准备

衣帽整齐,修剪指甲,取下手表、卷袖过肘,洗手,戴口罩。

3.患者准备

了解穿脱隔离衣的目的。

4.用物准备

隔离衣、挂衣架、消毒手的设备、污物袋。

【实训步骤】

1.教师示教

教师示范穿脱隔离衣的操作流程,并讲解操作中的注意事项。

2.学生练习

每4人一组,进行操作练习,教师巡视指导。

3.小结评价

教师每组抽一名学生进行操作展示,其余同学观看,操作完后,先由学生指出存在的不

足,然后由教师进行评价矫正,最后教师归纳,总结。

4.布置作业

【实训内容】

操作步骤	方　法
取衣、穿袖	手持衣领从衣架上取下隔离衣,清洁面朝向自己;右手持衣领,左手伸入袖内向上抖,露出左手,换左手持衣领,右手伸入袖内,依法穿好另一袖
系衣领、袖口	两手持衣领由领子中央,顺边缘向后将领扣扣好,袖口边缘对齐扣好扣子或系带(此时手被污染)
系腰带	从腰区自一侧衣缝向下约5 cm处将隔离衣后身向前拉,见到衣边时横捏住,再依法将另一侧横捏住,捏住两侧边缘对齐,在身后向一侧折叠,腰带在背后交叉后回到前面腰间或一侧腰间打一活结。 推用物实施护理操作(口述)
解腰带、袖口	松开腰带在前面打一活结。 解开袖口,将衣袖向上拉塞在上臂衣袖内
消毒手	用手刷蘸消毒液(或皂液)刷手两次,顺序:前臂→腕部→手背→手掌→指缝→手指→指甲,每只手刷半分钟,用流水冲洗。再重复刷1次,共2 min,用一次性纸巾擦干
解领扣、脱衣袖	两手由领子中央,顺边缘向后将领扣解开。 一手伸入另一侧袖口内,松下衣袖过手,再用衣袖遮住的手在外面拉下另一衣袖,双臂逐渐退出,对齐挂好
整理用物	整理用物归位。例如,脱下的隔离衣不再穿,则将其清洁面向外,卷好放入污物袋内

【实训注意事项】

(1)隔离衣的长短要合适,须全部遮盖工作服。

(2)衣领和内面是清洁面,外面为污染面。系领口时手不能触及隔离衣的污染面。污染的袖口不可触及衣领、面部和帽子。消毒后的手不可触及隔离衣外面。

(3)隔离衣挂半污染区清洁面朝外。用过的隔离衣不能进入清洁区。

(4)隔离衣每日更换,如有潮湿或污染,应立即更换。

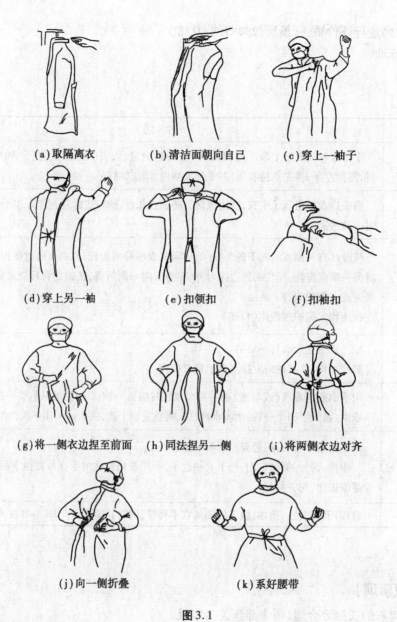

(a)取隔离衣　　　　(b)清洁面朝向自己　　　　(c)穿上一袖子

(d)穿上另一袖　　　　(e)扣领扣　　　　(f)扣袖扣

(g)将一侧衣边捏至前面　(h)同法捏另一侧　(i)将两侧衣边对齐

(j)向一侧折叠　　　　(k)系好腰带

图3.1

【实训考核】

表3.1　穿脱隔离衣考核标准

操作步骤	评分标准	得　分
穿隔离衣	取衣方法正确,面向清洁面,手无污染; 穿袖方法、顺序正确,脸部和手无污染; 系领口方法正确,松紧适宜,头面部无污染; 扎袖口边缘对齐,松紧适宜,内层无污染; 系腰带边缘对齐,衣服内面无污染,整体效果好; 实施护理操作(口述)	

续表

操作步骤	评分标准	得　分
脱隔离衣	解开腰带,打一活结无松脱; 解袖口,上拉塞入工作服高度适宜,无脱出,手臂无污染; 手消毒方法正确; 解开领口,头面部和手无污染; 脱衣袖方法正确,手和工作服无污染	
整理用物	对折、挂衣方法正确,手无污染;其他用物归位正确	
时间	穿、脱 4 min	

表 3.2　实训行为评价表

项　目	评价内容	评分等级		
		好	中	差
仪容仪表	着装整洁,不佩戴首饰,不留长指甲,不涂指甲油,精神饱满,表情轻松,站姿、坐姿良好	4	3	2
学习态度	操作积极主动,态度认真,认真思考,积极发言,善于与同学交流,具有良好互助、合作精神	6	4	2
爱伤观念	动作轻稳、准确,爱护护理模型,不损坏用物,文明礼貌,勤整理病床单元	6	4	2
遵守纪律	遵守实验室守则,不迟到、早退,不随意离开实验室	4	3	2

表 3.3　实训成绩综合评价表

项　目　　姓　名	技能评价(80%)			行为评价(20%)			总　分
	自评	小组评	教师评	自评	小组评	教师评	

【课后作业】

一、案例分析

案例1：患者，女性，14岁，初中生。因班上有确诊甲型H1N1流感患者3名，要求全班同学居家隔离。4 d后，患者在家出现发热、恶心、呕吐、打喷嚏等感冒症状，来院治疗。经检查确诊为甲型H1N1流感收住院。

①如何为患者做好入院护理？

②患者需进行哪一种隔离？

案例2：患者，男性，40岁，已发热、消瘦10 d，意识障碍1 d入院。患者既往健康，2000年患有甲型肝炎治愈。否认糖尿病、结核等病史，否认家族癌症史。离异，独居，家人证实患者有多个异性伴侣。入院前曾在家自行用药，服用退热及抗生素等药具体不详，症状无明显改善。实验室检查HIV（＋），诊断为艾滋病。

①为患者抽血、更换污染的被单应怎样防护？

②艾滋病的传播途径有哪些？

③对该患者实施护理操作应做好哪些自我防护？

二、选择题

1. 正确使用避污纸的方法是（　　）。

A. 戴手套后拿取　　　　　　　　　　　B. 用镊子夹取

C. 从页面抓取　　　　　　　　　　　　D. 经他人传递

E. 掀页撕取

2. 穿脱隔离衣时要避免污染的部位是（　　）。

A. 腰带以上　　　B. 袖口　　　C. 胸前　　　D. 衣领　　　E. 背部

3. 隔离衣的更换周期应为（　　）。

A. 每年　　　B. 每天　　　C. 每周　　　D. 每季度　　　E. 每月

4. 张医生接触伤寒患者后刷洗双手，正确的顺序是（　　）。

A. 前臂、腕部、指甲、指缝、手背、手掌

B. 手指、指缝、手背、手掌、腕部、前臂

C. 前臂、腕部、手背、手掌、手指、指缝、指甲

D. 腕部、前臂、手掌、手背、手指、指甲

E. 手掌、腕部、手指、前臂、指甲、指缝

5. 李医生为一名乙肝患者进行外伤的处理，处理伤口的器械应（　　）。

A. 清洗后灭菌　　　　　　　　　　　　B. 先灭菌再清洗

C. 先浸泡后清洗　　　　　　　　　　　D. 先浸泡后清洗再灭菌

E. 先清洗后浸泡再灭菌

6. 执行隔离技术，错误的操作步骤是（　　）。

A. 取下口罩，将污染面向内折叠　　　　B. 从指甲至前臂顺序刷手

C. 隔离衣挂在走廊里清洁面向外　　　　D. 从页面抓取避污纸

E. 隔离衣应每日更换消毒

7. 患者,男性,18岁,因病毒性肝炎入院,使用隔离衣方法不正确的是(   )。

    A.隔离衣潮湿立即更换

    B.隔离衣里面及领部应避免污染

    C.隔离衣被呕吐物污染应立即更换

    D.病房所用隔离衣,应每天更换一次

    E.脱下的隔离衣送去消毒时清洁面向里

8. 在传染区使用口罩,符合要求的是(   )。

    A.口罩应遮住口部   B.口罩潮湿应晾干再用

    C.污染的手只能触摸口罩外面   D.取下口罩后外面向外折叠

    E.取下口罩后勿挂在胸前

9. 患者,女性,64岁,诊断为伤寒,医生入病房诊疗患者前穿隔离衣时,从(   )开始手被污染。

    A.手伸入袖内   B.扣领扣   C.扣袖扣   D.对齐后背   E.系腰带

10. 在传染病房给患者做完静脉穿刺后,手可触碰(   )。

    A.工作服   B.隔离衣外面

    C.口罩   D.隔离衣衣领

    E.护士本人的眼睛

实训四 皮内注射

【学习情境】

李丽,女性,18岁,因淋雨后感冒,咳嗽,胸闷,入院后诊断为肺炎球菌肺炎,给予800万U青霉素静滴,静脉滴注前需为患者进行青霉素过敏试验。

【实训目标】

1. 能模仿完成皮内注射操作流程。
2. 能说出皮内注射的常用注射部位。
3. 能准确判断皮试结果。

【实训学时】

2学时。

【实训准备】

1. 环境准备

安静、整洁、光线明亮、舒适。

2. 操作者准备

着装整洁,洗手,戴口罩。

3. 患者准备

了解皮内注射目的,取舒适卧位。

4. 用物准备

根据医嘱准备药物、无菌棉签、消毒液、弯盘、无菌持物镊、砂轮、开瓶器、弯盘、1 mL注射器、注射卡、0.1%盐酸肾上腺素、2 mL注射器。

【实训步骤】

1. 教师示教

教师在输液手臂模型示范皮内注射的操作流程,并讲解操作中的注意事项。

2. 学生练习

每4人一组,学生在模型进行操作练习,教师巡视指导。

3. 小结评价

教师每组抽一名学生进行操作展示,其余同学观看,操作完后,先由学生指出存在的不

足,然后由教师进行评价矫正,最后教师归纳,总结。

4.布置作业

【实训内容】

操作步骤	方 法
评估	评估患者病情、治疗情况;评估患者注射部位皮试有无红肿、硬结、瘢痕等情况
洗手、戴口罩、按医嘱备药	严格按七步洗手法洗手,查对药液,根据正确方法配置青霉素皮试液并在瓶签上注明床号、姓名、药名及剂量
核对、解释	携用物至床旁,问候、核对床号、姓名、药物,解释目的及方法,取得合作,询问病人"三史"
选择注射部位	评估穿刺部位皮肤,选择合适的注射部位
消毒皮肤	用70%的酒精消毒注射部位
再次核对、排气	再次核对患者、药物,排气至液体滴出,检查注射器内空气确实排除
穿刺、推药	左手绷紧皮肤,右手持注射器,食指固定针栓,(图4.1)针尖斜面向上与皮肤呈5°刺入皮肤(图4.2),左手拇指固定针栓,右手缓慢推药0.1 mL,局部皮肤呈一圆形隆起皮丘 图4.1　　　　　　　　　　图4.2
拔针整理	注射毕迅速拔针,查看注射时间,再次核对,无误后再将空安瓿、药瓶丢弃,协助患者拉好衣袖,取舒适体位,整理床单位,收拾用物
用物处理	用物进行分类处理
洗手、记录	洗手后,摘下口罩,记录
观察、记录皮试结果	20 min后观察、记录皮试结果

【实训注意事项】

(1)严格执行查对制度和无菌技术操作原则。

(2)注射前询问病人的用药史、家族史、过敏史。

(3)注射时备齐抢救药品。

(4)配制皮试液浓度以及注射剂量准确。

(5)皮肤消毒时忌用碘酊消毒,以免脱碘不彻底或患者对碘过敏,影响对局部反应的观察。

(6)药物过敏试验结果如为阳性,应告知患者家属,不能再使用该药物,并告知护士在体温单、医嘱单、病例卡、门诊卡、注射卡、患者一览表用红笔醒目注明"×××药物皮试阳性"。

【实训考核】

表4.1　皮内注射考核标准

操作步骤	评分标准	得　分
评估	核对,评估内容贴切、全面,评估方法正确	
备药	查对药液方法正确,吸药、加药方法正确、规范、熟练,皮试液浓度是否准确	
核对、解释	核对方法正确,解释内容贴切,应询问病人"三史",不宜空腹时注射	
选择注射部位	注射部位正确	
消毒皮肤	消毒液选择正确、消毒范围正确、消毒方法正确	
再次核对、排气	再次核对方法正确,排空气无药液浪费,空气排尽	
穿刺、推药	持针手法正确,绷皮肤手法正确穿刺一次成功,固定针头正确,推药方法正确、准确	
拔针、整理	拔针迅速,患者体位舒适,床单位整洁,正确向患者宣教,嘱咐内容贴切、全面,用物整理方法正确	
用物处理	严格按照消毒隔离原则处理用物	
洗手、记录	洗手、记录、再次核对方法正确	
判断皮试结果	能正确判断皮试结果,并且能准确记录皮试结果	
时间	5 min 内完成	

表4.2　实训行为评价表

项　目	评价内容	评分等级		
		好	中	差
仪容仪表	着装整洁,不佩戴首饰,不留长指甲,不涂指甲油,精神饱满,表情轻松,站姿、坐姿良好	4	3	2
学习态度	操作积极主动,态度认真,认真思考,积极发言,善于与同学交流,具有良好互助、合作精神	6	4	2

续表

项 目	评价内容	评分等级		
		好	中	差
爱伤观念	动作轻稳、准确,爱护护理模型,不损坏用物,文明礼貌,勤整理病床单元	6	4	2
遵守纪律	遵守实验室守则,不迟到、早退,不随意离开实验室	4	3	2

表 4.3　实训成绩综合评价表

项 目 姓 名	技能评价(80%)			行为评价(20%)			总 分
	自评	小组评	教师评	自评	小组评	教师评	

【课后作业】

一、案例分析

案例 1:患者,男性,60 岁,上呼吸道感染。医嘱:青霉素 400 万 U + 生理盐水 250 mL,ivgtt。在执行此医嘱前为患者做皮试,注射后发现局部隆起,并出现红晕或硬结,直径大于 1 cm。

①发生此现象的可能原因是什么?

②出现这种情况是否应给病人静滴青霉素? 应怎样做?

案例 2:患者,男性,72 岁,慢性阻塞性肺疾病 10 年,肺炎 2 d 入院。医嘱:青霉素 400 万 U + 生理盐水 250 mL,ivgtt。输液过程中患者出现面色苍白、出冷汗、脉细弱、血压下降、头晕眼花、抽搐,缺氧、窒息等表现。

①该患者出现了什么状况?

②应采取哪些护理措施?

③如何预防此现象的发生?

二、选择题

1. 皮内注射法用于药物过敏试验时,正确的做法是(　　)。

　A. 常选择上臂三角肌下缘作为药物过敏试验部位

　B. 用 2% 碘酊消毒 1 遍,70% 乙醇脱碘两遍

　C. 进针角度为 25°左右

D. 拔针时勿按压

E. 注射器的针尖斜面全部进入真皮下层

2. 皮内注射过程中应注意( )。

A. 用 2% 碘酊消毒皮肤,70% 乙醇脱碘　　　B. 进针角度为 20°~30°

C. 通常注药量为 0.1 mL　　　　　　　　D. 拔针后,用无菌棉签按压针眼处

E. 若为药物过敏试验,同时需做对照试验

3. 患者,刘某,因淋球菌感染,医嘱为"青霉素皮试",准备工作最重要的是( )。

A. 环境要清洁,宽阔　　　　　　　　　B. 准备好注射用物

C. 抽药剂量要准确　　　　　　　　　　D. 选择合适的注射部位

E. 询问病人有无过敏史

(4~7 题共用题干)

患者,男性,38 岁。因咳嗽发热前来就诊,医嘱给予青霉素 80 万 U 肌内注射,每日 2 次。

4. 为患者首先进行青霉素皮试,执行操作时错误的是( )。

A. 皮试前详细询问用药史、过敏史

B. 配制青霉素皮试液用注射用水进行稀释

C. 因常温下易降解,所以皮试液一定要现配现用

D. 在皮试盘内准备盐酸肾上腺素和注射器等急救物品

E. 按皮内注射的要求在前臂掌侧下段注射皮试液 0.1 mL

5. 0.1 mL 青霉素皮试液含青霉素( )。

A. 10 U　　　　　B. 50 U　　　　　C. 100 U　　　　　D. 200 U　　　　　E. 500 U

6. 皮试后 3 min,患者出现胸闷、气急伴濒危感,面色苍白出冷汗,皮肤瘙痒。则考虑患者出现了( )。

A. 青霉素毒性反应　　　　　　　　　　B. 血清病型反应

C. 呼吸道过敏反应　　　　　　　　　　D. 青霉素过敏性休克

E. 皮肤过敏反应

7. 根据患者病情,首先选用的药物是( )。

A. 盐酸肾上腺素　　　　　　　　　　　B. 异丙肾上腺素

C. 去甲肾上腺素　　　　　　　　　　　D. 地塞米松

E. 多巴胺

实训五　皮下注射

【学习情境】

　　王先生,78 岁,退休干部,患糖尿病 26 年,近三年来血糖一直居高不下,已用足量的降血糖类药,但空腹血糖仍然在 10 mmol/L 以上,餐后血糖也达 14 ~ 18 mmol/L,且合并高血压、口服两种降压药,被收入内分泌科接受住院治疗。

【实训目标】

　　1. 能模仿完成皮下注射操作流程。
　　2. 能准确说出皮下注射常见注射部位。

【实训学时】

　　2 学时。

【实训准备】

　　1. 环境准备
　　安静、整洁、光线明亮、舒适。
　　2. 操作者准备
　　着装整洁,洗手,戴口罩。
　　3. 患者准备
　　了解皮下注射目的,取舒适卧位。
　　4. 用物准备
　　根据医嘱准备药物、无菌棉签、消毒液、弯盘、无菌持物镊、砂轮、开瓶器、弯盘、注射器、注射卡。

【实训步骤】

　　1. 教师示教
　　教师在手臂模型示范皮下注射的操作流程,并讲解操作中的注意事项。
　　2. 学生练习
　　每 4 人一组,学生在模型进行操作练习,教师巡视指导。
　　3. 小结评价
　　教师每组抽一名学生进行操作展示,其余同学观看,操作完后,先由学生指出存在的不

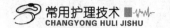

足,然后由教师进行评价矫正,最后教师归纳、总结。

4.布置作业

【实训内容】

操作步骤	方 法
评估	评估患者病情、治疗情况;评估患者注射部位皮试有无红肿、硬结、瘢痕等情况;评估环境是否清洁、光线是否充足
洗手、戴口罩、按医嘱备药	按七步洗手法洗手,查对药液并在瓶签上注明床号、姓名、药名及计量
核对、解释	携用物至床旁,问候、核对床号、姓名、药物,解释目的及方法,取得合作
选择注射部位	评估穿刺部位皮肤选择合适的注射部位
消毒皮肤	用2%碘酊和70%酒精消毒注射部位,待干
再次核对、排气	再次核对患者、药物,排气至液体滴出,检查注射器内空气确实排除
穿刺	左手绷紧皮肤,右手持注射器,食指固定针栓(图5.1)针尖斜面向上与皮肤呈30°~40°快速刺入皮肤(图5.2),一般进针的深度约为针梗长度的1/2或2/3 图5.1　　　　　　图5.2
推药	松开左手,抽动活塞,检查有无回血,如无回血,固定针头,缓慢注入药物
拔针整理	注射毕迅速拔针,以无菌干棉签按压注射部位迅速拔针,查看注射时间,再次核对,无误后再将空安瓿、药瓶丢弃,协助患者拉好衣袖,取舒适体位,整理床单位,收拾用物
用物处理	用物进行分类处理
洗手、记录	洗手后,摘下口罩,记录用药反应

【实训注意事项】

(1)严格执行查对制度和无菌技术操作原则。

(2)应有计划地更换注射部位,轮流注射,以促进药物充分吸收。

(3)针头刺入角度不宜大于45°,以免刺入肌层。

(4)注射少于1 mL的药液,应用1 mL注射器,以保证药液剂量准确。

【实训考核】

表 5.1 皮下注射考核标准

操作步骤	评分标准	得 分
评估	核对,评估内容贴切、全面,评估方法正确	
备药	查对药液方法正确,吸药、加药方法正确、规范、熟练	
核对、解释	核对方法正确,解释内容贴切	
选择注射部位	注射部位正确	
消毒皮肤	消毒液选择正确、消毒范围正确、消毒方法正确	
再次核对、排气	再次核对方法正确,排空气无药液浪费,空气排尽	
穿刺、推药	核对方法正确,解释内容贴切	
拔针、整理	拔针迅速,患者体位舒适,床单位整洁,正确向患者宣教,嘱咐内容贴切、全面,用物整理方法正确	
用物处理	严格按照消毒隔离原则处理用物	
洗手、记录	洗手、记录、再次核对方法正确	
时间	5 min 内完成	

表 5.2 实训行为评价表

项 目	评价内容	评分等级		
		好	中	差
仪容仪表	着装整洁,不佩戴首饰,不留长指甲,不涂指甲油,精神饱满,表情轻松,站姿、坐姿良好	4	3	2
学习态度	操作积极主动,态度认真,认真思考,积极发言,善于与同学交流,具有良好互助、合作精神	6	4	2
爱伤观念	动作轻稳、准确,爱护护理模型,不损坏用物,文明礼貌,勤整理病床单元	6	4	2
遵守纪律	遵守实验室守则,不迟到、早退,不随意离开实验室	4	3	2

表 5.3　实训成绩综合评价表

项　目　　姓　名	技能评价(80%)			行为评价(20%)			总　分
	自评	小组评	教师评	自评	小组评	教师评	

【课后作业】

一、案例分析

案例 1:徐宇阳,74 岁,男性,因糖尿病入院,根据患者情况选用诺和灵 30 R 皮下注射治疗,每天 3 次,8 U。护士选择上臂三角肌进针,3 d 后患者注射处皮肤出现硬结和红肿。

①发生此现象的可能原因是什么?

②应怎么处理?

案例 2:柳修,男,18 岁,Ⅱ型糖尿病,患者空腹血糖大于 6.6 mmol/L,餐后 2 h 血糖大于 11.1 mmol/L;临床表现为尿频、多饮、体重减轻等,每天 2 次使用诺和笔注射胰岛素 10 U,饭前 30 min。今天注射后病人出现饥饿感、软弱无力、面色苍白、头晕、心慌、脉快、出冷汗、肢体颤抖等。

①该患者出现了什么状况?

②应采取哪些护理措施?

③如何预防此现象的发生?

二、选择题

1. 皮下注射时,针尖斜面向上,通常与皮肤之间的角度为(　　)。

　　A. 5°～10°　　　　B. 10°～20°　　　　C. 20°～30°　　　　D. 30°～40°　　　　E 40°～50°

2. 患者刘某,因糖尿病长期皮下注射胰岛素,在注射前要特别注意(　　)。

　　A. 评估病人局部组织状态　　　　　　　　B. 针梗不可全部刺入

　　C. 询问病人进食情况　　　　　　　　　　D. 认真消毒病人局部皮肤

　　E. 病人体位的舒适

3. 陈某,65 岁,因Ⅱ型糖尿病需注射胰岛素,出院时对其进行健康教育,不正确的一项是(　　)。

　　A. 不可在发炎、有瘢痕、硬结处注射　　　　B. 可在上臂三角肌下缘注射

　　C. 进行肌肉注射,进针角度为 90°　　　　　D. 注射区皮肤要消毒

　　E. 进针后不能有回血

（4～6题共用题干）

患者,徐某,64岁,糖尿病10年,常规进行胰岛素6 U,餐前30 min,H,tid。

4.“H”译成中文的正确含义是(　　)。

A.皮内注射　　　B.皮下注射　　　C.肌肉注射　　　D.静脉注射　　　E.静脉点滴

5.“tid”译成中文的正确含义是(　　)。

A.每3小时一次　　　　　　B.每8小时一次

C.每日两次　　　　　　　　D.每日三次

E.每日四次

6.选择合适的注射部位是(　　)。

A.腹部　　　　B.股外侧肌　　　C.臀大肌　　　D.前臂外肌　　　E.臀中、小肌

实训六　肌内注射法

【学习情境】

周某,女,32 岁。入院后反复出现恶心,呕吐。查体:体温 36.5 ℃,呼吸 20 次/min,脉搏 70 次/min,血压 104/66 mmHg。遵医嘱给予胃复安 10 mg im st!

【实训目标】

1.能够根据注射目的选择合适的注射部位。

2.能够对注射部位进行准确定位。

3.能模仿完成肌内注射的操作流程。

【实训学时】

4 学时。

【实训准备】

1.环境准备

安静、整洁、光线明亮、舒适。

2.操作者准备

着装整洁、修剪指甲、洗手、戴口罩。

3.患者准备

①了解肌内注射的目的、方法、药物的作用、注意事项和配合要点;

②取舒适卧位并暴露注射部位。

4.用物准备

根据医嘱准备无菌溶液及药物、无菌棉签、消毒液、一次性注射器(5 mL)、弯盘、治疗单(卡)。

【实训步骤】

1.教师示教

教师在臀部模型上演示肌内注射的各种定位方法;示范肌内注射的整体操作流程;讲解操作中的重点难点。

2.学生练习

每 2 人一组,学生在模型上进行操作练习,教师巡视指导。

3. 小结评价

教师随机抽1~2名学生进行操作展示,其余同学观看,操作完成后,先由学生指出存在的不足,然后教师进行评价矫正,最后进行整体的归纳总结。

4. 布置作业

【实训内容】

操作步骤	方 法
评估	身体情况、穿刺部位皮肤及肌肉组织情况、环境
备药	查对药液,用注射器吸取药液,排尽空气,套上安瓿
计划	患者了解操作目的,取舒适体位
核对、解释	携用物至床旁,问候、核对床号、姓名、药物,解释目的及方法,取得合作
选择部位、消毒	根据注射目的选择合适的注射部位(图6.1),并消毒,待干 (a)十字法 (b)联线法 图6.1
再次核对、排气	再次核对并排尽空气
穿刺	左手拇指和食指绷紧皮肤,右手持针,如握笔式,以中指固定针栓,针头与皮肤呈90°角,快速刺入肌肉内,一般约进针梗的2/3
推药	松开左手,抽动活塞,检查有无回血,如无回血,固定针头,缓慢注入药液
拔针、整理	注射完毕,用无菌棉签按压注射部位并迅速拔针,协助患者穿好衣裤,取舒适体位,整理床单位,再次核对,无误后丢弃药瓶
用物处理	用物进行分类处理
洗手、记录	洗手,记录用药反应

【实训注意事项】

(1)严格执行查对制度和无菌技术操作原则。

(2)两种药物同时注射时,要注意配伍禁忌;需长期肌内注射者,注射部位应交替更换,避免硬结发生。

（3）根据药液的量、黏稠度和刺激性的强弱选择合适的注射器和针头。

（4）若针头折断，应该先稳定患者的情绪，并嘱患者保持原体位不动，用无菌血管钳夹住断端取出或请外科医生处理。

（5）消瘦者及小儿应减少针梗刺入深度。

【实训考核】

表6.1　肌内注射评分标准

操作步骤	评分标准	得　分
评估	核对，评估内容贴切、全面，评估方法正确	
备药	查对药液方法正确，吸药、加药方法正确、规范、熟练	
核对、解释	核对方法正确，解释内容贴切	
选择部位、消毒	定位正确，消毒范围正确，未污染	
再次核对	核对方法正确、排空气无药液浪费，空气排尽	
穿刺	持针方法正确、穿刺一次成功、进针角度及深度正确	
推药	推药手法正确，固定针头正确，有无检查回血及检查方法正确、推药速度正确	
拔针、整理	患者体位舒适、床单位整洁，嘱咐内容贴切、全面，用物整理方法正确、再次核对方法正确	
用物处理	用物处理正确	
洗手、记录	洗手、记录正确	
时间	10 min 内完成	

表6.2　实训行为评价表

项　目	评价内容	评分等级		
		好	中	差
仪容仪表	着装整洁，不佩戴首饰，不留长指甲，不涂指甲油，精神饱满，表情轻松，站姿、坐姿良好	4	3	2
学习态度	操作积极主动，态度认真，认真思考，积极发言，善于与同学交流，具有良好互助、合作精神	6	4	2
爱伤观念	动作轻稳、准确，爱护护理模型，不损坏用物，文明礼貌，勤整理病床单元	6	4	2
遵守纪律	遵守实验室守则，不迟到、早退，不随意离开实验室	4	3	2

表6.3 实训成绩综合评价表

项目　姓名	技能评价(80%)			行为评价(20%)			总分
	自评	小组评	教师评	自评	小组评	教师评	

【课后作业】

一、案例分析

案例1:患者,男,60岁。医疗诊断:尿路结石。遵医嘱:给予阿托品 im st! 护士在注射过程中发现患者局部皮肤肿胀、疼痛,抽吸有回血。

①发生此现象的原因可能是什么?

②这种情况应如何处理?

案例2:患者,女性,55岁。下肢外伤后曾在一小诊所被一名护士在臀部肌内注射抗生素进行治疗。一周后,患者感到左腿沉重,有种麻木感和刺痛感并向下放射到左腿前面,行走时,左腿常踢到地。检查发现,左小腿前外侧面及足背部感觉缺失,出现明显足下垂。

①请问患者发生了什么情况?

②臀部肌内注射时应该如何准确进行定位?

二、选择题

1.某患儿,1岁半,因急性肺炎住院,肌内注射选择的最佳部位是( )。

　　A.上臂三角肌下缘　　　　　　　　B.臀大肌

　　C.臀中肌、臀小肌　　　　　　　　D.股内侧肌

　　E.股外侧肌

2.肌内注射时帮助病人取适当体位,使注射部位肌肉放松常用的注射姿势是( )。

　　A.侧卧位:上腿稍弯曲,下腿伸直

　　B.俯卧位:足尖相对,足跟分开,头偏向一侧

　　C.仰卧位:常用于危重患者及不能翻身的患者

　　D.坐位:坐位要稍高,便于操作

　　E.侧卧位:上腿伸直,下腿弯曲

3.肌内注射操作有误的是( )。

　　A.左手拇指和食指错开,并绷紧局部皮肤

　　B.右手以执笔式持注射器,用前臂带动腕部的力量,将针头迅速垂直刺入肌肉

C. 一般刺入 2.5~3 cm(针头的 2/3,消瘦者及病儿酌减)

D. 如无回血,右手可推动活塞,缓慢注入药液

E. 见回血后,缓慢推入药物

4. 刘先生,23 岁,高热、体温 39.4 ℃,头痛、咽喉肿痛在某医院肌内注射氨基比林,3 d 后注射部位出现红肿、发热,2 d 后局部出现波动感,经穿刺抽出脓液 5 mL,诊断为(　　)。

A. 注射部位感染

B. 针头断端留在肌内引起化脓

C. 药物的强烈刺激性引起化脓

D. 注射部位无菌化脓

E. 以上都不对

5. 在进行肌内注射时,不符合无痛注射技巧的方法是(　　)。

A. 取合适体位

B. 注射时"两快一慢"

C. 对刺激性强的药物选择较长的针头,进针要深,推药要慢

D. 多种药物同时注射时,先注射刺激性弱的,再注射刺激性强的

E. 可加用麻醉药减轻疼痛

6. 在进行臀大肌注射时,应避免损伤(　　)。

A. 臀部静脉　　B. 臀部动脉　　C. 坐骨神经　　D. 臀部淋巴管　　E. 臀部肌腱

7. 有关肌内注射法定位错误的是(　　)。

A. 十字法——以臀裂顶点向左或右一侧画一水平线,从髂嵴最高点作一垂直平分线,将臀部分为 4 个象限,其外上象限并避开内角(从髂后上棘至大转子连线),即为注射区

B. 联线法——取髂前上棘和尾骨线的外上 1/3 处为注射部位

C. 上臂外侧尖峰下 2~3 横指

D. 大腿中段内侧

E. 大腿中段外侧

8. 下列不属于肌内注射法注意事项的是(　　)。

A. 严格执行查对制度、无菌操作原则及消毒隔离制度

B. 2 岁以下婴幼儿不宜进行臀部肌内注射,因其臀部肌肉较薄,可导致肌肉萎缩,或损伤坐骨神经

C. 需长期进行肌内注射的病人,注射部位应交替使用,以避免硬结的发生,必要时可热敷或进行理疗

D. 如两种药液同时注射,可以不注意配伍禁忌

E. 若针头断裂,应嘱患者保持原位不动,用无菌血管钳夹出断端

9. 患儿,2 岁,护士为其臀部肌内注射,下面操作方法正确的是(　　)。

A. 用 10 mL 的注射器　　　　　　　　B. 选择臀中肌、臀小肌注射

C. 只用乙醇消毒皮肤　　　　　　　　D. 进针、推药、拔针都要快

E. 进针角度为针头的 1/3 即可

实训七　静脉注射

【学习情境】

患者,男性,68 岁,心功能不全,医嘱 25% 葡萄糖 20 mL + 毛花苷 C 0.4 mg 静脉注射。

【实训目标】

1. 能模仿完成静脉注射操作流程。

2. 能正确判断静脉注射时的故障并做出处理。

【实训学时】

2 学时。

【实训准备】

1. 环境准备

安静、整洁、光线明亮、舒适。

2. 操作者准备

着装整洁,洗手,戴口罩。

3. 患者准备

了解静脉注射目的,取舒适卧位。

4. 用物准备

根据医嘱准备药物、无菌棉签、消毒液、止血带、弯盘、一次性垫巾和小枕、注射卡、必要时备头皮针。

【实训步骤】

1. 教师示教

教师在输液手臂模型示范静脉注射的操作流程,并讲解操作中的注意事项。

2. 学生练习

每 4 人一组,学生在模型进行操作练习,教师巡视指导。

3. 小结评价

教师每组抽一名学生进行操作展示,其余同学观看,操作完后,先由学生指出存在的不足,然后由教师进行评价矫正,最后教师归纳、总结。

4. 布置作业

【实训内容】

操作步骤	方　法
评估	身体情况、穿刺部位皮肤及静脉情况、环境
备药	查对药液,用注射器吸取药液,排尽空气,套上安瓿
核对、解释	携用物至床旁,问候、核对床号、姓名、药物,解释目的及方法,取得合作
扎止血带、消毒皮肤	选择合适静脉,以手指探明静脉方向及深浅,在穿刺部位的肢体下垫一次性垫巾和小枕,在穿刺点上方 6 cm 处扎上止血带,常规消毒皮肤
再次核对、排气	再次核对患者、药物,检查注射器内空气确实排除,取下护针帽
穿刺	嘱病人握拳,以左手拇指绷紧静脉下端皮肤,使其固定,右手持注射器,针头斜面向上,针头和皮肤呈15°~30°角(图7.1),由静脉上方或侧方刺入皮下,再沿静脉方向潜行刺入 图7.1
查回血,推药	见回血,证实针头已入静脉,可再顺静脉进针少许,松开止血带,嘱病人松拳,固定针头,缓慢注入药液
拔针	注射毕,以消毒棉签按压穿刺点,迅速拔出针头,嘱病人屈肘按压至无出血,注射用物分类处理,协助患者取舒适卧位,整理床单位
核对、记录	洗手,记录,再次查对患者、药物

【实训注意事项】

(1)严格执行查对制度和无菌技术操作原则。

(2)注射时应选择粗直、弹性好、不易滑动的静脉。如需长期静脉给药者,应由远心端到近心端进行注射。

(3)根据病情及药物性质,掌握注入药液的速度,并随时听取病人的主诉,观察体征及其病情变化。

(4)对组织有强烈刺激的药物,注射前应先做穿刺,注入少量等渗盐水,证实针头确在血管内,再推注药物,以防药液外溢于组织内而发生坏死。

【实训考核】

表7.1 周围静脉输液考核标准

操作步骤	评分标准	得 分
评估	核对,评估内容贴切、全面,评估方法正确	
备药	查对、吸药、排尽空气方法正确、规范、熟练	
核对、解释	核对方法正确,解释内容贴切	
扎止血带、消毒皮肤	扎止血带部位、方法正确,消毒方法、范围正确	
再次核对、排气	再次核对方法正确,排空气无药液浪费,空气排尽	
穿刺	持针手法正确,穿刺一次成功	
查回血,推药	查回血,松止血带后再推药,推药速度正确	
拔针	方法正确、熟练,用物整理方法正确,患者体位舒适,床单位整洁	
核对、记录	洗手、记录、再次核对方法正确	
时间	5 min 内完成	

表7.2 实训行为评价表

项 目	评价内容	好	中	差
仪容仪表	着装整洁,不佩戴首饰,不留长指甲,不涂指甲油,精神饱满,表情轻松,站姿、坐姿良好	4	3	2
学习态度	操作积极主动,态度认真,认真思考,积极发言,善于与同学交流,具有良好互助、合作精神	6	4	2
爱伤观念	动作轻稳、准确,爱护护理模型,不损坏用物,文明礼貌,勤整理病床单元	6	4	2
遵守纪律	遵守实验室守则,不迟到、早退,不随意离开实验室	4	3	2

表7.3 实训成绩综合评价表

姓 名 \ 项 目	技能评价(80%)			行为评价(20%)			总 分
	自评	小组评	教师评	自评	小组评	教师评	

【课后作业】

一、思考题

1. 静脉注射的注意事项有哪些?

2. 静脉注射常见的失败原因有哪些?

二、选择题

1. 发挥药效最快的给药途径是(　　)。

    A. 口服　　　　B. 皮下注射　　　C. 吸入　　　　D. 静脉注射　　　　E. 外敷

2. 静脉注射时针头与皮肤成(　　)角。

    A. 5°~10°　　　B. 15°~30°　　　C. 30°~40°　　D. 45°~50°　　　E. 90°

3. 颈外静脉穿刺的正确部位是(　　)。

    A. 下颌角与锁骨上缘中点连线的上 1/3 处

    B. 下颌角与锁骨上缘中点连线的上 1/2 处

    C. 下颌角与锁骨上缘中点连线的下 1/3 处

    D. 下颌角与锁骨下缘中点连线的上 1/3 处

    E. 下颌角与锁骨下缘中点连线的下 1/3 处

4. 股静脉穿刺部位为(　　)。

    A. 股动脉内侧 0.5 cm　　　　　　　　B. 股动脉外侧 0.5 cm

    C. 股神经内侧 0.5 cm　　　　　　　　D. 股神经外侧 0.5 cm

    E. 股动脉和股神经之间

5. 为婴儿进行静脉注射时,最常采用的静脉是(　　)。

    A. 肘正中静脉　　B. 颞浅静脉　　　C. 大隐静脉　　D. 贵要静脉　　　E. 手背浅静脉

6. 静脉注射不正确的步骤是(　　)。

    A. 在穿刺点上方约 6 cm 处扎止血带　　　B. 常规消毒皮肤后嘱患者握拳

    C. 针头与皮肤成 20°角进针　　　　　　　D. 见回血后即推注药液

    E. 注射后用干棉签按压拔针

7. 需混合注射几种药物时,首先应注意(　　)。

    A. 药物有无配伍禁忌　　　　　　　　　B. 药物的有效期

    C. 安瓿有无裂痕　　　　　　　　　　　D. 药物的刺激性

    E. 各种药物浓度

8. 患者,男性,25 岁,护士为其静脉注射 25% 葡萄糖溶液时,患者自述疼痛,推注时稍有阻力,推注部位局部隆起,抽无回血,此情况应考虑是(　　)。

    A. 静脉痉挛　　　　　　　　　　　　　B. 针头部分阻塞

    C. 针头滑出血管外　　　　　　　　　　D. 针头斜面紧贴血管壁

    E. 针头斜面部分穿透血管壁

9. 患者,女性,23 岁,在注射青霉素过程中觉头晕、胸闷。面色苍白,脉细弱,血压下降,应立即注射的药物是(　　)。

    A. 异丙嗪　　　　　　　　　　　　　　B. 尼可刹米

C. 氢化可的松　　　　　　　　　　　　D. 盐酸肾上腺素

E. 去甲肾上腺素

10. 高钾血症引起心律失常时,静脉注射应首选的药物是(　　　)。

A. 10%硫酸镁溶液　　　　　　　　　　B. 5%碳酸氢钠溶液

C. 5%氯化钙溶液 + 等量5%葡糖糖溶液　　D. 利尿剂

E. 5%葡萄糖溶液 + 胰岛素

实训八 周围静脉输液法

【学习情境】

周某,男,32 岁。因意外事故致左股骨开放性骨折伴大出血急诊入院,入院时已停止出血,已初步固定骨折部位。查体:体温 36.5 ℃,呼吸 22 次/分,脉搏 120 次/min,血压 75/55 mmHg,烦躁不安、面色苍白、四肢湿冷。

【实训目标】

1. 能模仿完成静脉输液操作流程。
2. 能根据患者年龄、病情、药物性质调节滴速。
3. 能初步判断输液故障并做出处理。

【实训学时】

6 学时。

【实训准备】

1. 环境准备

安静、整洁、光线明亮、舒适。

2. 操作者准备

着装整洁,洗手,戴口罩。

3. 患者准备

了解输液目的,取舒适卧位。

4. 用物准备

根据医嘱准备无菌溶液及药物、无菌棉签、消毒液、胶布或输液贴、输液器、止血带、弯盘、一次性垫巾和小枕、输液单(卡)、输液架、必要时备头皮针。

【实训步骤】

1. 教师示教

教师在输液手臂模型示范静脉输液的操作流程,并讲解操作中的注意事项。

2. 学生练习

每 4 人一组,学生在模型进行操作练习,教师巡视指导。

3. 小结评价

教师每组抽一名学生进行操作展示,其余同学观看,操作完后,先由学生指出存在的不足,然后由教师进行评价矫正,最后教师归纳,总结。

4. 布置作业

【实训内容】

操作步骤	方　法
评估	身体情况、穿刺部位皮肤及静脉情况、环境
备药	查对药液,加入药液,瓶签上注明床号、姓名、药名及计量
核对、解释	携用物至床旁,问候、核对床号、姓名、药物,解释目的及方法,取得合作
首次排气	将输液瓶倒挂于输液架上,倒置莫菲滴管,打开调节器,使液体流入滴管内,达到1/3～1/2时,缓慢倒转滴管,待液体通过过滤器即可关闭调节器,检查确定无气泡,挂好针头及输液管
扎止血带、消毒皮肤	在穿刺点上方6 cm处扎上止血带,常规消毒皮肤
再次核对、排气	再次核对患者、药物,排气至液体滴出,检查输液器内空气确实排除,取下护针帽
穿刺、固定、调滴速	嘱病人握拳,一手拇指固定被穿刺静脉下端,另一手持头皮针与皮肤呈15°～20°(图8.1),在血管正上方或侧方进针,见回血后将针头沿血管方向再进少许,确定针头完全在血管内,一手拇指固定针柄,另一手三松(松拳、松止血带、松调节器),确认液体滴入通畅后用胶布固定(图8.2),调节滴速 图8.1　　　　　　　　　　图8.2
嘱咐、整理	协助患者取舒适体位,告知注意事项:勿自行调解滴速或拔针;有溶液不滴、注射部位肿胀、疼痛或全身不适时及时告知 整理床铺,收拾用物
核对、记录	洗手,记录,再次查对患者、药物
巡视	加强巡视,及时更换液体,观察有无输液反应
拔针	核对,拔针,按压至无出血。协助患者取舒适卧位,整理床单位
记录	洗手,记录,再次查对

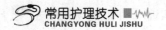

【实训注意事项】

（1）严格执行查对制度和无菌技术操作原则。

（2）静脉选择应粗、直、弹性好、皮肤完好、易固定的血管,避开静脉瓣及关节。

（3）输液过程中加强巡视,及时更换溶液,观察有无输液反应,并及时排除输液故障。

（4）防止交叉感染,应做到"一人一巾一带"。

【实训考核】

表 8.1　周围静脉输液考核标准

操作步骤	评分标准	得　分
评估	核对,评估内容贴切、全面,评估方法正确	
备药	查对药液方法正确,吸药、加药方法正确、规范、熟练	
核对、解释	核对方法正确,解释内容贴切	
首次排气	排气动作正确,一次排进空气,枕头无药液滴出	
扎止血带、消毒皮肤	扎止血带部位、方法正确;消毒方法、范围正确	
再次核对、排气	再次核对方法正确,排空气无药液浪费,空气排尽	
穿刺、固定、调滴速	持针手法正确,穿刺一次成功,固定针头正确,调节滴速方法正确、准确	
嘱咐、整理	患者体位舒适,床单位整洁,嘱咐内容贴切、全面,用物整理方法正确	
核对、记录	洗手、记录、再次核对方法正确	
拔针	方法正确、熟练	
记录	洗手、记录正确	
提问	结合病例提问	
时间	10 min 内完成	

表 8.2　实训行为评价表

项　目	评价内容	评分等级		
		好	中	差
仪容仪表	着装整洁,不佩戴首饰,不留长指甲,不涂指甲油,精神饱满,表情轻松,站姿、坐姿良好	4	3	2
学习态度	操作积极主动,态度认真,认真思考,积极发言,善于与同学交流,具有良好互助、合作精神	6	4	2
爱伤观念	动作轻稳、准确,爱护护理模型,不损坏用物,文明礼貌,勤整理病床单元	6	4	2
遵守纪律	遵守实验室守则,不迟到、早退,不随意离开实验室	4	3	2

表8.3 实训成绩综合评价表

项 目 姓 名	技能评价(80%)			行为评价(20%)			总 分
	自评	小组评	教师评	自评	小组评	教师评	

【课后作业】

一、案例分析

案例1:患者,男,60岁,慢性心力衰竭。医嘱:25%葡萄糖注射液20 mL + 毛花苷丙0.4 mg,iv。在注射中发现局部肿胀、疼痛,抽吸有回血。

①发生此现象的可能原因是什么?

②应怎么处理?

案例2:患者,男,72岁,慢性阻塞性肺疾病10年,肺炎2 d入院。于今天9:00静脉输入10%葡萄糖溶液500 mL和0.9%氯化钠溶液500 mL,滴速80滴/min。10:00时患者突然出现呛咳、呼吸急促、大汗淋漓、咳白色泡沫痰。

①该患者出现了什么状况?

②应采取哪些护理措施?

③应如何预防此现象的发生?

二、选择题

1.输液发生肺水肿,让病人采取端坐位,双腿下垂并轮流结扎四肢止血带,其主要目的是( )。

    A.减少肺泡内毛细血管漏出液的产生   B.减少静脉回心血量

    C.改善缺氧症状   D.使病人舒适

    E.改善末梢血液循环

2.静脉输液引起发热反应的常见原因是( )。

    A.输入液体量过多   B.输入液体速度过快

    C.输入液体温度过低   D.输入液体时间过长

    E.输入液体制剂不纯

3.连续输液( )需更换输液器。

    A.12 h   B.24 h   C.36 h   D.48 h   E.72 h

4.以下有关输液的叙述不正确的是( )。

    A.需长期输液者,一般从远端静脉开始

B. 需大量输液时,一般选用较大静脉

C. 连续 24 h 输液时,应每 12 h 更换输液管

D. 输入多巴胺应调节较慢的速度

E. 颈外静脉穿刺拔管后在穿刺点加压数分钟,避免空气进入

5. 空气栓塞病人取左侧卧位,是为了避免气栓阻塞在( )。

A. 主动脉入口   B. 肺静脉入口

C. 肺动脉入口   D. 上腔静脉入口

E. 下腔静脉入口

6. 当病人输血后出现皮肤瘙痒,荨麻疹,眼睑、口唇水肿应考虑是( )。

A. 发热反应   B. 过敏反应

C. 枸橼酸钠毒性反应   D. 溶血反应

E. 疾病感染

7. 静脉输液时,茂菲滴管内液面自行下降,其原因是( )。

A. 输液管有裂隙   B. 病人肢体位置不当

C. 压力过大   D. 输液管口径粗

E. 输液速度过快

8. 患者,叶某,静脉输液一周,现见右侧上臂沿静脉走向呈条索状红线,肿胀,疼痛,用硫酸镁热湿敷,其浓度宜用( )。

A. 25%   B. 35%   C. 50%   D. 70%   E. 95%

9. 患者,王某,输液过程突觉异常不适,呼吸困难,紫绀,听诊心前区可闻及响亮,持续的"水泡"声,应立即给予( )。

A. 端坐位   B. 平卧位、头偏向一侧

C. 半坐卧位   D. 左侧卧位、头低足高位

E. 右侧卧位、头高足低位

实训九 鼻饲法

【学习情境】

患者,男性,15 岁,学生。10 d 前因在田地玩耍不小心被生锈的铁钉刺伤脚底,在当地乡卫生所对伤口进行简单处理。现患者出现咀嚼不便,张口吞咽困难,全身肌肉紧张、阵发性抽搐等临床表现住院治疗。查体:体温 37.1 ℃,脉搏 94 次/min,呼吸 23 次/min,血压 136/84 mmHg,神志清楚。按医嘱给予破伤风抗毒素、解痉等治疗。现患者病情稳定,医嘱给以鼻饲流质饮食。

【实训目标】

1. 能模仿完成鼻饲操作流程。
2. 能口述灌注饮食顺序及注意事项。

【实训学时】

4 学时。

【实训准备】

1. 环境准备

安静、整洁、光线明亮、舒适。

2. 操作者准备

着装整洁,洗手,戴口罩。

3. 患者准备

了解鼻饲法的目的,取舒适卧位配合操作。

4. 用物准备

根据医嘱准备插管用物:鼻饲包(胃管 1 根、润滑油小瓶、注射器 20 mL 1 具、注射器 50 mL 1 具、止血钳或镊子 1 把、压舌板、纱布 2 张)、治疗巾、棉签、别针、弯盘、听诊器、温开水、流质饮食、手电筒、笔、手套。

拔管用物:治疗巾、弯盘、手套、纱布 2 张、松节油、乙醇、棉签、笔。

【实训步骤】

1. 教师示教

教师在鼻饲模型上示范鼻饲法的操作流程,并讲解操作中的注意事项。

2. 学生练习

每4人一组,学生在模型上进行操作练习,教师巡视指导。

3. 小结评价

教师每组抽一名学生进行操作展示,其余同学观看,操作完后,先由学生指出存在的不足,然后由教师进行评价矫正,最后教师归纳,总结。

4. 布置作业

【实训内容】

操作步骤	方　法
核对解释	携用物至床旁,问候、核对床号、姓名、药物,解释目的及方法,取得合作
评估	评估患者病情、意识、既往插管经历、鼻腔情况、有无活动义齿等
患者准备	协助患者取舒适体位,取下眼镜和活动义齿;选择通畅的一侧鼻腔并清洁
测量长度	测量插管长度(成人一般为45～55 cm),即从鼻尖到耳垂,再到剑突或从前额发际到剑突;润滑胃管前端15～20 cm(图9.1) 图9.1
插管	左手持纱布拖住胃管,右手持血管钳或镊子夹住胃管前端,沿一侧鼻孔轻轻插入,至鼻咽部(10～15 cm)时嘱患者做吞咽动作(昏迷患者将患者头托起,使下颌靠近胸骨柄)(图9.2),顺势插入预定长度 图9.2

操作步骤	方　法
确认固定	确认胃管插入胃内的3种方法:有胃液抽出;注入 10 mL 空气于胃部听到气过水声;胃管末端置于水中无气体逸出。然后用胶布固定胃管于鼻尖和面颊处
灌注饮食	注射器与胃管末端连接,灌注顺序:温开水—流质—温开水
末端处理整理用物	注食完毕将胃管末端反折,用纱布包好,别针固定于患者衣领。嘱患者维持原卧位 20 ~ 30 min
洗手记录	洗手,记录鼻饲时间、种类、量和患者反映
拔管法	携用物至床旁,核对解释;置弯盘于患者颌下,夹紧胃管末端,轻轻揭去固定胶布;戴手套,用纱布包裹插入胃管鼻孔,嘱患者深呼吸,在缓慢呼气时边拔胃管边用纱布擦拭胃管,至咽喉部快速拔出
整理、洗手、记录	清洁患者口、鼻、面部,擦净胶布痕迹,必要时协助患者漱口或做口腔护理;整理床单位及用物,洗手并记录

【实训注意事项】

(1)插管时动作轻柔,避免损伤食管黏膜。

(2)插入胃管过程中如出现恶心不适,应休息片刻,嘱患者深呼吸,随后再插入;插入不畅时应检查胃管是否盘在口中;插管过程中如出现呛咳、呼吸困难、发绀等情况,表示误入气管应立即拔出,休息后再插。

(3)每次灌鼻饲液前应证实胃管在胃内且通畅。

【实训考核】

表9.1　鼻饲法考核标准

操作步骤	评分标准	得　分
评估	核对,评估内容贴切、全面,评估方法正确	
测量长度	测量插入胃管长度方法正确	
插管	插管方法正确,能口述插管过程中异常情况的处理	
确认胃管	确定胃管在胃内的方法及固定正确	
灌注饮食	灌注饮食顺序、量、方法正确	
末端处理整理用物	协助患者取舒适体位,体现关爱,整理床单位,用物按医院规定分类处理,方法正确	
洗手记录	记录方法正确	
拔管法	核对、解释、拔管方法正确,指导配合恰当	

续表

操作步骤	评分标准	得　分
整理、洗手、记录	整理、洗手、记录方法正确	
提问	结合病例提问	
时间	12 min 内完成	

表9.2　实训行为评价表

项　目	评价内容	评分等级		
		好	中	差
仪容仪表	着装整洁,不佩戴首饰,不留长指甲,不涂指甲油,精神饱满,表情轻松,站姿、坐姿良好	4	3	2
学习态度	操作积极主动,态度认真,认真思考,积极发言,善于与同学交流,具有良好互助、合作精神	6	4	2
爱伤观念	动作轻稳、准确,爱护护理模型,不损坏用物,文明礼貌,勤整理病床单元	6	4	2
遵守纪律	遵守实验室守则,不迟到、早退,不随意离开实验室	4	3	2

表9.3　实训成绩综合评价表

项　目　　姓　名	技能评价(80%)			行为评价(20%)			总　分
	自评	小组评	教师评	自评	小组评	教师评	

【课后作业】

一、案例分析

患者,女性,62 岁,因车祸撞伤头部,呈昏迷状态住院治疗,生命体征基本平稳,医嘱给予鼻饲法饮食。

①简述如何正确为患者进行鼻饲操作。

②简述灌入饮食时特别注意事项。

二、选择题

1. 患者,男性,34 岁。因交通事故致颅外伤,昏迷 3 d,给予鼻饲流质每次注入量不超过（　　）。

    A. 200 mL　　　　B. 300 mL　　　　C. 400 mL　　　　D. 500 mL　　　　E. 600 mL

2. 患者,男性,78 岁。昏迷 3 d,通过鼻饲为其灌食后,再注入少量温开水的目的是(　　)。

    A. 使患者温暖、舒适　　　　　　　　　　B. 便于测量、记录准确

    C. 防止患者呕吐　　　　　　　　　　　　D. 冲净胃管,避免食物存积

    E. 防止液体反流

3. 患者,女性,58 岁。脑出血昏迷,目前病情稳定,插胃管时,最适宜的卧位是(　　)。

    A. 右侧卧位　　　B. 坐位　　　　C. 半坐卧位　　　D. 左侧卧位　　　E. 去枕仰卧位

4. 患者,女性,38 岁。口腔手术后需鼻饲维持营养,在插胃管的过程中,患者出现恶心,举手示意难受,应采取的措施是(　　)。

    A. 加快插管速度　　　　　　　　　　　　B. 立即给予吸氧

    C. 立即拔出胃管重插　　　　　　　　　　D. 托起患者头部再插管

    E. 稍停片刻嘱患者做深呼吸,缓解后继续插管

5. 患者,男性,68 岁。脑出血昏迷,须插胃管鼻饲保证其营养,将胃管插至 15 cm 左右时。将患者头部托起使下颌贴近胸骨柄,其目的是(　　)。

    A. 顺利通过膈肌　　　　　　　　　　　　B. 顺利通过气管分叉处

    C. 增大咽喉部通道弧度　　　　　　　　　D. 减少食管黏膜损伤

    E. 减轻患者不适

6. 患者,男性,45 岁。交通事故导致颅外伤,现昏迷。插入胃管准备鼻饲,证实胃管在胃内的最直接方法是(　　)。

    A. 患者没有咳嗽　　　　　　　　　　　　B. 胃管末端放入水中无气泡逸出

    C. 注入空气在胃部听到气过水声　　　　　D. 用注射器抽出胃液

    E. 测量胃液的 pH 值

7. 将胃管插入(　　)时应嘱咐患者做吞咽动作。

    A. 9～10 cm　　　B. 11～14 cm　　　C. 15～20 cm　　　D. 18～22 cm　　　E. 24～28 cm

8. 插胃管时正确的比量胃管长度的方法是(　　)。

    A. 从耳垂至剑突的距离　　　　　　　　　B. 从鼻尖至剑突的距离

    C. 从鼻尖到耳垂再至剑突的距离　　　　　D. 从口唇至剑突的距离

    E. 从发际至鼻尖再到耳垂的距离

9. 患者,女性,67 岁。口腔手术后应用鼻饲法为其补充营养,在护理时不妥的是(　　)。

    A. 插管时动作轻柔　　　　B. 调节鼻饲饮食的温度为 38～40 ℃

    C. 喂食前后均喂少量温开水　　　D. 嘱咐其每日漱口

    E. 牛奶和新果汁应同时混合灌入

10. 在给一昏迷患者插胃管,患者出现呛咳、呼吸困难、发绀,应(　　)。

    A. 立即拔出,休息片刻后重新插　　　B. 嘱患者做吞咽动作

    C. 将患者头部托起,使下颌角贴近胸骨柄　　　D. 暂停片刻继续插

    E. 暂停,嘱其深呼吸

实训十 大量不保留灌肠

【学习情境】

患者,王某,女性,30岁,前几天因车祸导致左下肢骨折,送往医院后,给予石膏固定,嘱卧床休息,患者现生命体征平稳,但3 d没有排便,嘱患者进食粗纤维饮食,进行腹部按摩,开塞露帮助排便等护理措施均不见效。请为该患者制订此时最为重要的护理措施,并实施。

【实训目标】

1. 能模仿完成大量不保留灌肠操作流程。
2. 能根据患者年龄、病情选择合适的灌肠溶液。

【实训学时】

2学时。

【实训准备】

1. 环境准备

酌情关闭门窗,调解室温,遮挡患者。

2. 操作者准备

着装整洁,洗手,戴口罩。

3. 患者准备

①了解大量不保留灌肠的目的、过程和注意事项;

②嘱患者自行排尿或协助排尿。

4. 用物准备

灌肠筒1套、一次性肛管(22～24号)、0.1%～0.2%的肥皂水、弯盘、血管钳、橡胶单及治疗巾或一次性尿床垫、水温计、润滑剂、棉签、卫生纸、屏风、输液架、便盆、便盆巾。

【实训步骤】

1. 教师示教

教师在灌肠模型示范大量不保留灌肠的操作流程,并讲解操作中的注意事项。

2. 学生练习

每4人一组,学生在模型进行操作练习,教师巡视指导。

3. 小结评价

教师每组抽一名学生进行操作展示,其余同学观看,操作完后,先由学生指出存在的不足,然后由教师进行评价矫正,最后教师归纳,总结。

4. 布置作业

【实训内容】

操作步骤	方　　法
评估	患者的病情、临床诊断; 患者的意识状态、心理反应及合作程度
核对、解释	携用物至床旁,问候、核对床号、姓名、解释目的及方法,取得合作
准备患者	嘱患者自行排尿或协助患者排尿
挂筒排气	挂灌肠筒在输液架上,液面距离肛门40～60 cm
插管灌肠	再次核对,一手分开臀裂暴露肛门,嘱患者深呼吸,另一只手持肛管轻轻插入直肠7～10 cm,固定肛管,开放管夹,使溶液缓缓流入;观察筒内液面下降情况(图10.1) 图10.1
拔出肛管	灌完后夹管,用卫生纸包裹肛管轻轻拔出置于弯盘内,擦净肛门;嘱患者尽量忍耐5～10 min后排便
整理记录	撤去橡胶单或者尿床垫,协助穿裤,取舒适卧位,整理床单位,清理用物;洗手,观察排便情况;记录灌肠结果

【实训注意事项】

(1)准确选择灌肠溶液的种类、液量、温度和压力。

(2)消化道出血、妊娠、急腹症、严重心血管疾病等禁忌灌肠。

(3)肝昏迷患者禁用肥皂水灌肠;充血性心力衰竭或水钠潴留者禁用等渗盐水灌肠。

(4)伤寒患者灌肠液量不得过大,压力不可过高。

(5)灌肠过程中应观察液面下降情况及患者反应,并及时处理。

【实训考核】

表 10.1 大量不保留灌肠评分标准

操作步骤	评分标准	得 分
评估	核对,评估内容贴切、全面,评估方法正确	
核对、解释	核对方法正确,解释内容贴切	
准备患者	语言清晰,内容正确,态度良好	
挂筒排气	方法正确、距离正确	
再次核对、插管	再次核对方法正确,插管方法正确,观察情况,应急处理正确	
拔出肛管	拔管手法正确,用物放置妥当,交代事项正确	
嘱咐、整理	患者体位舒适,床单位整洁,嘱咐内容贴切、全面,用物整理方法正确	
核对、记录	洗手、记录、再次核对方法正确	
时间	8 min 内完成	

表 10.2 实训行为评价表

项 目	评价内容	评分等级		
		好	中	差
仪容仪表	着装整洁,不佩戴首饰,不留长指甲,不涂指甲油,精神饱满,表情轻松,站姿、坐姿良好	4	3	2
学习态度	操作积极主动,态度认真,认真思考,积极发言,善于与同学交流,具有良好互助、合作精神	6	4	2
爱伤观念	动作轻稳、准确,爱护护理模型,不损坏用物,文明礼貌,勤整理病床单元	6	4	2
遵守纪律	遵守实验室守则,不迟到、早退,不随意离开实验室	4	3	2

表 10.3　实训成绩综合评价表

项　目 姓　名	技能评价(80%)			行为评价(20%)			总　分
	自评	小组评	教师评	自评	小组评	教师评	

【课后作业】

一、案例分析

案例 1:患者,男性,60 岁,因心肌梗死卧床休息,5 d 未排便。

①发生此现象的可能原因是什么?

②应怎么处理?

③操作中有什么注意事项?

案例 2:患者,男性,72 岁,诊断为伤寒,遵医嘱给予患者大量不保留灌肠,在灌肠过程中患者诉心慌气促,腹部疼痛。

①应采取哪些护理措施?

②操作中有什么注意事项?

二、选择题

1.大量不保留灌肠溶液流入受阻时,处理的首要方法是(　　)。

　　A. 提高灌肠筒　　　　　　　　　　B. 降低灌肠筒

　　C. 移动或挤捏肛管　　　　　　　　D. 嘱患者深呼吸

　　E. 嘱患者快速呼吸

2.下列插管长度不妥的是(　　)。

　　A. 大量不保留灌肠 7～10 cm　　　　B. 小量不保留灌肠 7～10 cm

　　C. 保留灌肠 15～20 cm　　　　　　　D. 肛管排气 7～10 cm

　　E. 男患者导尿术 22～24 cm

3.大量不保留灌肠的禁忌证不包括(　　)。

　　A. 妊娠　　　　　　　　　　　　　B. 急性腹膜炎

　　C. 消化道出血　　　　　　　　　　D. 严重心血管疾病

　　E. 外痔

4.下列灌肠的注意事项,(　　)是错误的。

　　A. 伤寒患者灌肠液量每次不得超过 500 mL

　　B. 肝性脑病患者可用肥皂水灌肠

51

C. 急腹症、消化道出血、妊娠等禁忌灌肠

D. 中暑患者可用 4 ℃ 生理盐水进行大量不保留灌肠

E. 对顽固性失眠者可给予保留灌肠进行镇静、催眠

5. 患者,男性,32 岁。明日将在硬膜外麻醉下行左肾切除术,给予大量不保留灌肠,灌肠液的温度是( )。

A. 32 ~ 35 ℃   B. 35 ~ 37 ℃   C. 39 ~ 41 ℃   D. 42 ~ 45 ℃   E. 47 ~ 49 ℃

6. 患者,女性,68 岁。便秘,对该患者的护理下列不妥的是( )。

A. 指导患者建立正常的排便习惯   B. 选食纤维素丰富的蔬菜水果

C. 给予足够的水分   D. 排便时注意采取适当体位

E. 每日晚上灌肠 1 次

7. 患者,男性,40 岁。伤寒患者,为该患者灌肠时应特别注意( )。

A. 保护患者自尊   B. 患者应取左侧卧位

C. 肛管插入肛门 8 cm   D. 灌肠液面不得高于肛门 30 cm

E. 灌肠后应保留 30 min

8. 患者,男性,38 岁。高温下作业 5 h 后出现高热,体温 39.8 ℃,采用灌肠法降温,以下错误的是( )。

A. 用 0.1% 肥皂水溶液   B. 液温为 28 ~ 32 ℃

C. 液量 500 ~ 1 000 mL   D. 灌肠后保留 30 min

E. 排便后 30 min 测量体温并作好记录

9. 患者,男性,24 岁。阿米巴痢疾,为患者做保留灌肠时,应让患者采取右侧卧位,其目的是( )。

A. 利于药液保留   B. 减少对患者刺激

C. 使患者舒适安全   D. 缓解患者痛苦

E. 提高药物的疗效

10. 患者,男性,60 岁。因直肠癌将于次日手术,术前给患者做肠道清洁准备,正确的是( )。

A. 行大量不保留灌肠一次,排出粪便

B. 行小量不保留灌肠一次,排出粪便

C. 行保留灌肠一次,刺激肠蠕动,促进排便

D. 反复多次行大量不保留灌肠,至排出液澄清为止

E. 采用开塞露通便法,排出粪便及气体

实训十一 留置导尿术

【学习情境】

患者,女性,42 岁。因不慎坠楼,入院查体:体温 37.5 ℃,呼吸 18 次/min,脉搏 80 次/min,血压 120/80 mmHg,神志清楚。B 超检查:腰椎骨折,导致腰以下截瘫,大小便失禁。

【实训目标】

1. 能独立完成留置导尿操作流程。
2. 能严格执行无菌操作原则完成操作。
3. 能尊重、关心、体贴病人,具有爱伤观念。

【实训学时】

6 学时。

【实训准备】

1. 环境准备

安静、酌情关闭门窗、调节室温、遮挡患者。

2. 操作者准备

着装整洁,洗手,戴口罩。

3. 患者准备

①了解导尿目的,配合操作;

②协助清洗会阴,如能自理者,自行清洗会阴;

③酌情剔除阴毛。

4. 用物准备

①无菌导尿包:内有弯盘 2 个、血管钳 2 把、2 个小药杯(1 个内盛棉球数个)、洞巾、液状石蜡油棉球瓶 1 个、纱布 2 块;或一次性导尿包。

②外阴消毒包:内置弯盘 1 个、手套 1 只(左手单只)、治疗碗 1 个(内置棉球 10 余个)、血管钳 1 把;或一次性外阴消毒包。

③无菌硅胶气囊导尿管(16～18 号)1 根、10 mL 无菌注射器 1 个、无菌生理盐水 10～40 mL、无菌集尿袋一个、无菌持物钳及容器 1 个、无菌手套 1 双、消毒溶液。

④其他:治疗车 1 辆、别针、橡胶圈 1 个、橡胶单和治疗巾 1 套、浴巾 1 条、便器和便盆巾、屏风、冲洗壶(内盛温水)、大头棉签 5～10 根、备皮刀、滑石粉。

【实训步骤】

1. 教师示教

教师在导尿模型上示范留置导尿的操作流程,并讲解操作中的注意事项。

2. 学生练习

每4人一组,学生在模型上进行操作练习,教师巡视指导。

3. 小结评价

教师每组抽一名学生进行操作展示,其余同学观看,操作完后,先由学生指出存在的不足,然后由教师进行评价矫正,最后教师归纳,总结。

4. 布置作业

【实训内容】

表 11.1 女患者留置导尿术

操作步骤	方 法
评估、核对解释	核对床号、姓名;解释操作目的、过程及方法;评估患者病情、临床诊断、膀胱充盈程度、会阴部皮肤情况及尿道口黏膜情况
环境、患者准备	关闭门窗、屏风遮挡、调节室温;清洗外阴(脱对侧裤腿盖在近侧腿上,并盖上浴巾。将被子盖于左下肢及腹部),协助患者取屈膝仰卧位,双腿外展臀下垫橡胶单及治疗巾
首次消毒	打开消毒包,弯盘置于近会阴处,治疗碗至于碗盘后,倒消毒溶液于弯盘内;左手戴手套;右手持血管钳夹棉球依次消毒:阴阜、大阴唇(左手拇指、食指分开大阴唇)、小阴唇、尿道口(最后一个棉球从尿道口、阴道口,消毒到肛门)用过的棉球置弯盘内(图11.1所示为女性会阴解剖图)。脱手套,撤去用物 图 11.1 女性会阴解剖图

续表

操作步骤	方　法
开包、倒液	检查导尿包,置两腿之间,打开导尿包;倒消毒溶液于棉球的小药杯内,浸润棉球,倒无菌生理盐水(10~20 mL)于另一个小药杯内;将导尿管、注射器置于导尿包上
铺巾、润管	戴无菌手套,铺洞巾;检查导尿管(将注射器连接于导尿管气囊开口处,注入空气),查毕,根据气囊容积用注射器抽取等量的生理盐水备用,润滑导尿管前端6 cm
再次消毒	左手拇指、食指分开固定小阴唇,右手持血管钳夹紧消毒液棉球,消毒尿道口、小阴唇、尿道口
插管、固定	右手将弯盘置近会阴处,用另一血管钳夹持尿管前端轻轻插入尿道4~6 cm(图11.2)见尿再插入2 cm;囊导尿管见尿液流出后插入5~7 cm,用血管钳夹毕尿管末端(如留取尿培养标本,留取中段尿5 mL);用注射器连接尿管气囊开口处,注入等量的生理盐水,向外轻拉尿管(图11.3) 图11.2　女性插入尿管法　　　图11.3　注入等量生理盐水
连接集尿袋	将集尿袋固定于床沿,低于膀胱高度。移开洞巾,将尿管末端与集尿袋引流管连接,开放导尿管;用别针将集尿袋引流管固定于床单上
嘱咐、整理	撤去用物置于治疗车下层,脱去手套;协助患者穿好裤子,取舒适体位,整理床单位,撤屏风,开门窗,询问患者感受,告知注意事项
核对、记录	再次查对患者,洗手,记录

表11.2　男患者留置导尿术

操作步骤	方　法
评估、核对解释	核对床号、姓名,解释操作目的、过程及方法;评估患者病情、临床诊断、膀胱充盈程度、会阴部皮肤情况及尿道口黏膜情况
环境、患者准备	关闭门窗、屏风遮挡、调节室温;清洗外阴,协助患者取仰卧位,两腿平方,稍分开,臀下垫橡胶单及治疗巾
首次消毒	打开消毒包,弯盘置于近会阴处,治疗碗至于碗盘后,倒消毒溶液于弯盘内;左手戴手套;右手持血管钳夹棉球依次消毒:阴阜、阴茎、阴囊、尿道口、龟头、冠状沟、包皮;脱手套,撤去用物

续表

操作步骤	方　法
开包、倒液	检查导尿包，置两腿之间，打开导尿包，倒消毒溶液于棉球的小药杯内，浸润棉球，倒无菌生理盐水(10~20 mL)于另一个小药杯内，将导尿管、注射器置于导尿包上
铺巾、润管	戴无菌手套，铺洞巾；检查导尿管(将注射器连接于导尿管气囊开口处，注入空气)，查毕，根据气囊容积用注射器抽取等量的生理盐水备用；润滑导尿管前端20 cm
再次消毒	左手持纱布将包皮向后退，右手持血管钳夹紧消毒液棉球，消毒尿道口、龟头、冠状沟，将消毒用物移至旁边
插管、固定	左手提起阴茎与腹壁成60°角，右手持另一血管钳夹持尿管前端轻轻插入尿道20~22 cm，见尿再插入2 cm；气囊导尿管见尿液流出后再插入5~7 cm，夹住导尿管尾端(如留取尿培养标本，留取中段尿5 mL)；用注射器连接尿管气囊开口处，注入等量的生理盐水，向外轻拉尿管(图11.4) 图11.4　男性插入尿管法
连接集尿袋	将集尿袋固定于床沿，低于膀胱高度，移开洞巾，将尿管末端与集尿袋引流管连接，开放导尿管；用别针将集尿袋引流管固定于床单上
嘱咐、整理	撤去用物置于治疗车下层，脱去手套；协助患者穿好裤子，取舒适体位，整理床单位，撤屏风，开门窗；询问患者感受，告知注意事项
核对、记录	再次查对患者，洗手，记录

【实训注意事项】

（1）严格执行无菌技术操作原则，防止尿路感染。

（2）选择粗细适宜的导尿管。

（3）膀胱高度充盈者，首次放尿不超过1 000 mL。

（4）集尿袋不得高于膀胱的高度。

【实训考核】

表 11.3　留置导尿考核标准

操作步骤	评价标准	得　分
评估、核对解释	核对解释,评估内容贴切、全面,评估方法正确	
环境、患者准备	环境适宜,卧位正确,注意保暖,体现关爱	
首次消毒	消毒方法正确、无污染、用物放置合理	
开包、倒液	导尿包位置合理,开包无污染,倒液与添加物品无污染	
铺巾、润管	铺巾无污染;物品排列有序,适宜操作;尿管检查,润滑方法正确	
再次消毒	消毒方法、顺序正确,无污染;左手固定好	
插管、固定	插管动作轻柔、深浅适宜;尿管固定方法正确;无污染	
连接集尿袋	连接集尿袋方法正确,尿液不外漏;集尿袋固定高度、位置合理	
嘱咐、整理	用物整理恰当;协助患者穿裤、舒适卧位,体现关爱,嘱咐内容合理全面	
核对、记录	洗手、记录正确	
时间	10 min 内完成	

表 11.4　实训行为评价表

项　目	评价内容	评分等级		
		好	中	差
仪容仪表	着装整洁,不佩戴首饰,不留长指甲,不涂指甲油,精神饱满,表情轻松、站姿、坐姿良好	4	3	2
学习态度	操作积极主动,态度认真,认真思考,积极发言,善于与同学交流,具有良好互助、合作精神	6	4	2
爱伤观念	动作轻稳、准确,文明礼貌,关心体贴患者,保护患者隐私	6	4	2
遵守纪律	遵守实验室守则,不迟到、早退,不随意离开实验室	4	3	2

表 11.5　实训成绩综合评价表

项　目 姓　名	技能评价(80%)			行为评价(20%)			总　分
	自评	小组评	教师评	自评	小组评	教师评	

【课后作业】

一、病案分析

案例1：患者，男性，68 岁，车祸导致机体多处骨折，因失血失液过多而现在神志不清。急诊入院，检查体温 37.5 ℃，脉搏 100 次/min，呼吸 20 次/min，血压 70/50 mmHg，大小便失禁，病情危重，被诊断为失血、失液性休克。医嘱立即给予输血、输液治疗，以纠正休克，给予留置导尿。

①此时患者留置导尿的目的是什么？

②为该患者导尿时应注意什么？

③如何拔除尿管？

案例2：患者，女性，26 岁，教师，因昨日上午行剖宫产术，下午拔除尿管。今日上午自述腹部胀疼，排尿困难，查体发现产妇膀胱高度膨胀，尿液不能排出，诊断为术后尿潴留。体温 36.5 ℃，脉搏 66 次/min，呼吸 16 次/min，血压 90/60 mmHg。

①该患者尿潴留的主要原因是什么？

②选择导尿术前可先用什么方法解除尿潴留？

二、选择题

1. 患者，女性，56 岁。卵巢癌术后，拔出尿管后 7 h 未能自行排尿。查体：耻骨上部膨隆，叩诊呈实音，有压痛，考虑尿潴留。为患者实施导尿时，第 2 次消毒的顺序是（　　）。

   A. 自上而下，由外向内   B. 自下而上，由外向内

   C. 自下而上，由内向外   D. 自上而下，由内向外

   E. 自上而下，由内向外再向内

2. 患者，女性，因外伤导致尿失禁，为患者实施留置导尿术，为固定尿管，向尿管气囊内注入液体量和种类是（　　）。

   A. 10~15 mL 冷开水   B. 4~5 mL 冷开水

   C. 5~10 mL 无菌生理盐水   D. 5~10 mL 液状石蜡油

   E. 10~15 mL 液状石蜡油

3. 患者，男性，导尿时出现膀胱颈部肌肉收缩，阻碍导尿管插入时，应（　　）。

   A. 拔除尿管重新插入   B. 嘱患者忍耐，用力插入

   C. 让病人稍停片刻，深呼吸再缓慢插入   D. 更换金属尿管

   E. 行局部麻醉后，再插入导尿管

4. 患者，男性，40 岁，车祸伤至腰部截瘫，大小便失禁，为患者实施留置导尿，在导尿时，提起阴茎与腹壁成 60°角可使（　　）。

   A. 尿道 3 个狭窄消失   B. 尿道膜部消失

   C. 耻骨下弯消失   D. 耻骨前弯消失

   E. 尿道球部消失

5. 患者，女性，58 岁，因尿失禁留置导尿，引流通畅，但近日尿色黄、尿液混浊，此时应（　　）。

A. 多饮水,进行膀胱冲洗　　　　　　　　　B. 经常更换卧位

C. 膀胱内滴药　　　　　　　　　　　　　　D. 热敷下腹部

E. 停止留置导尿

6. 张某,女性,36 岁,膀胱炎,需留取中段尿做培养,导尿时尿管插入(　　　)后,见尿再查 1~2 mL。

　　A. 2~3 cm　　　　B. 4~6 cm　　　　C. 7~8 cm　　　　D. 7~9 cm　　　　E. 9~10 cm

7. 患者,男性,35 岁,为患者导尿时插入(　　　)后,见尿再查 1~2 mL。

　　A. 10~12 cm　　B. 15~16 cm　　C. 19~20 cm　　D. 20~22 cm　　E. 22~24 cm

8. 张某,自述腹部胀疼,膀胱高度膨胀,排尿困难,为其导尿引流尿液时,放尿不得超过(　　　)。

　　A. 1 500 mL　　B. 2 000 mL　　C. 2 500 mL　　D. 3 000 mL　　E. 1 000 mL

9. 男性患者,28 岁,导尿时首次消毒的顺序是(　　　)。

　　A. 阴阜、阴茎、阴囊、尿道口、龟头、冠状沟

　　B. 尿道口、龟头、冠状沟、阴茎、阴囊、阴阜

　　C. 阴阜、阴茎、尿道口、龟头、冠状沟、阴囊

　　D. 阴阜、阴茎、阴囊、包皮、尿道口、龟头

　　E. 尿道口、龟头、包皮、阴囊、阴茎、阴阜

10. 患者,女性,30 岁,实施导尿时,再次消毒的顺序是(　　　)。

　　A. 大阴唇、小阴唇、尿道口　　　　　　　B. 小阴唇、大阴唇、尿道口

　　C. 尿道口、小阴唇、尿道口　　　　　　　D. 尿道口、大阴唇、小阴唇

　　E. 小阴唇、尿道口、阴道口

实训十二　静脉血标本采集

【学习情境】

黄某,女,45岁,体温39.2～40.0 ℃,连续8天,为明确诊断需采血查血沉及血培养。

【实训目标】

1.能根据实验目的选择适当的容器。

2.能模仿完成静脉血标本采集操作流程。

【实训学时】

2学时。

【实训准备】

1.环境准备

安静、整洁、光线明亮、舒适。

2.操作者准备

着装整洁,洗手,戴口罩。

3.患者准备

了解静脉采血的目的和方法,懂得如何配合,体位舒适。

4.用物准备

注射盘一套、真空采血针(图12.1)、真空采血管(按需要备干燥试管、抗凝瓶、血培养瓶)(图12.2)。

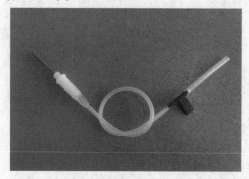

图12.1　真空采血针

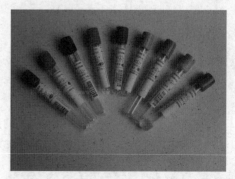

图12.2　真空采血管

【实训步骤】

1. 教师示教

教师在手臂模型上示范静脉血标本采集的操作流程,并讲解操作中的注意事项。

2. 学生练习

每4人一组,学生在模型上进行操作练习,教师巡视指导。

3. 小结评价

教师每组抽一名学生进行操作展示,其余同学观看,操作完后,先由学生指出存在的不足,然后由教师进行评价矫正,最后由教师归纳,总结。

4. 布置作业

【实训内容】

操作步骤	方　法
评估	患者的年龄、病情、意识状态,采血部位皮肤及血管情况
核对解释	核对床号、姓名; 向患者解释和说明操作的目的、过程及方法
选择静脉	常见四肢浅静脉(贵要静脉、肘正中静脉、头静脉)
扎止血带	在穿刺部位的肢体下放置小垫枕,在穿刺部位上方(近心端)约6 cm处扎止血带,末端向上
消毒	消毒范围大于$6\ cm^2$
穿刺采血	按静脉注射法行静脉穿刺; 见回血后,固定针柄,将采血针的另一端插入真空采血管内(图12.3),采血管利用压差的原理,血液会自动流入采血管内,直至所需血量,当第一只管采完后,拔出采血针再刺入另一真空采血管内(抽取顺序:血培养—抗凝瓶—干燥试管) 图12.3　采血
拔针	采血毕,松止血带,嘱患者松拳,拔针、干棉签按压,嘱患者曲肘3～5 min(不出血为止)
再次核对	操作后核对
整理	安置患者于舒适卧位,整理用物,妥善处理医疗垃圾
洗手记录	洗手、记录

【实训注意事项】

（1）严格执行查对制度和无菌技术操作原则。

（2）需空腹血的应事先通知患者，避免因进食而影响检验结果。

（3）根据不同的检验目的选择试管。

（4）严禁在输液、输血的针头处采集血标本。

（5）如同时抽取几个项目的血标本，应先注入血培养瓶，其次注入抗凝管，最后注入干燥试管。

【实训考核】

表 12.1　静脉血标本采集考核标准

操作步骤	评分标准	得　分
评估	评估方法正确	
核对、解释	核对方法正确，解释内容贴切	
选择静脉	选择静脉合适	
扎止血带	扎止血带部位、方法正确	
消毒	消毒方法、范围正确	
穿刺采血	持针手法正确，穿刺一次成功； 采血方法、顺序正确，正确留取血标本	
拔针	方法正确、熟练	
再次核对	核对方法正确	
整理	患者体位舒适，床单位整洁，嘱咐内容贴切、全面，用物整理方法正确	
洗手记录	洗手、记录正确	
时间	5 min 内完成	

表 12.2　实训行为评价表

项　目	评价内容	评分等级		
		好	中	差
仪容仪表	着装整洁，不佩戴首饰，不留长指甲，不涂指甲油，精神饱满，表情轻松，站姿、坐姿良好	4	3	2
学习态度	操作积极主动，态度认真，认真思考，积极发言，善于与同学交流，具有良好互助、合作精神	6	4	2
爱伤观念	动作轻稳、准确，爱护护理模型，不损坏用物，文明礼貌，勤整理病床单元	6	4	2
遵守纪律	遵守实验室守则，不迟到、早退，不随意离开实验室	4	3	2

表 12.3 实训成绩综合评价表

项 目 姓 名	技能评价(80%)			行为评价(20%)			总 分
	自评	小组评	教师评	自评	小组评	教师评	

【课后作业】

一、案例分析

案例1:刘某,女性,25 岁,停经55 天,下腹痛伴阴道少量流血4 h 入院。面色苍白,神志清醒,体温:36.5 ℃,脉搏:108 次/min,呼吸:22 次/min,血压:80/50 mmHg,急诊 B 超:宫腔内无孕囊,左侧附件见 3 cm×4 cm 包块,后穹隆穿刺抽出 10mL 不凝血。医嘱:立即采血查血常规、血凝图、肝功能、肾功能、电解质、合血 400 mL。

①应如何正确采集血标本?

②采集中应注意些什么?

案例2:谭某,女,16 岁,因先天性心脏病手术治疗。遵医嘱患者需做血气分析。

①应做哪些操作前的准备?

②操作中应注意些什么?

二、选择题

1. 需采集血清标本的检验项目是( )。

    A. 血氨   B. 血肌肝   C. 血糖   D. 尿素氮   E. 血钾

2. 以下血标本的采集,( )需用抗凝管采血。

    A. 血钙测定   B. 三酰甘油测定

    C. 血清酶测定   D. 尿素氮测定

    E. 血钾测定

3. 关于血培养标本的采集原则中,错误的是( )。

    A. 必须空腹采集   B. 采集量一般为 5 mL

    C. 严格无菌操作   D. 培养瓶内不可混入消毒剂和防腐剂

    E. 已使用抗生素者在检验单上注明

4. 患者,男性,70 岁,慢性阻塞性肺气肿合并呼吸衰竭,在治疗过程中需定期做血气分析。在采集标本时错误的操作是( )。

    A. 应采集动脉血

    B. 可用桡动脉或股动脉

C. 抽吸肝素湿润注射器内壁后,余液全部弃去

D. 右手持注射器,与动脉走向成20°角刺入

E. 拔针后,立即将针尖斜面刺入软木塞

5. 患者,男性,46岁。近1周感到乏力,食欲不振,巩膜黄染,医嘱查肝功能,应在 ( )抽血。

A. 晨起空腹时　　B. 饭前　　　　C. 饭后2 h　　　D. 临睡前　　　　E. 即刻

6. 患者,男性,45岁。初步诊断为"亚急性细菌性心内膜炎",需抽血做血培养,采集血标本时应抽血( )。

A. 1~2 mL　　B. 3~4 mL　　C. 5~6 mL　　D. 7~8 mL　　E. 10~15 mL

7. 患者,男性,45岁。尿液呈乳糜样,初步诊断为"丝虫病",采集血标本时,应选择的时间是( )。

A. 空腹　　　B. 定时　　　C. 夜间熟睡时　　D. 畏寒发热时　　E. 随时收集

8. 患者,女性,43岁。因蛛网膜下腔出血而入院,双管输液,要为患者抽血做电解质测定,以下抽血操作正确的是( )。

A. 抽股静脉血、抗凝管　　　　　　　　　B. 抽股静脉血、干燥管

C. 从输液针头处采集血标本　　　　　　　D. 抽股动脉血、抗凝管

E. 抽血后将血缓慢注入试管内,迅速摇动,避免溶血

9. 患者,男性,45岁。因外伤入院。医嘱急测二氧化碳结合力,为其采集血标本时,应选择( )。

A. 干燥试管　　　　　　　　　　　　　　B. 抗凝试管

C. 无菌密封瓶　　　　　　　　　　　　　D. 有液状石蜡的抗凝管

E. 经肝素湿润的注射器

10. 患者,女性,43岁。因心前区不适而入院,为确诊是否为亚急性细菌性心内膜炎,医嘱抽血检查,采集血前的准备正确的是( )。

A. 经肝素湿润的注射器　　　　　　　　　B. 抗凝试管

C. 无菌密封瓶　　　　　　　　　　　　　D. 有液状石蜡的抗凝管

E. 干燥试管

实训十三　氧气吸入法

【学习情境】

患者,男性,68 岁,农民,初中文化。患支气管哮喘病 10 余年,今因天气变冷感冒后病情加重。表现为呼吸困难,口唇、面部轻度发绀,来院就诊。医嘱:氧气吸入。

【实训目标】

1. 能模仿完成氧气吸入操作流程。
2. 能根据患者的临床表现、客观检查指标判断缺氧程度,并给予适宜的氧流量。

【实训学时】

4 学时。

【实训准备】

1. 环境准备
安静、整洁、光线明亮、舒适。
2. 操作者准备
着装整洁,洗手,戴口罩。
3. 患者准备
了解吸氧目的,取舒适的体位。
4. 用物准备
根据医嘱准备氧气筒及氧气表,扳手。治疗盘内放置:通气管、纱布、治疗碗、冷开水、镊子湿化瓶,弯盘、棉签、记录本、鼻导管、笔。

【实训步骤】

1. 教师示教
教师在模型人示范静脉输液的操作流程,并讲解操作中的注意事项。
2. 学生练习
每 4 人一组,学生在模型进行操作练习,教师巡视指导。
3. 小结评价
教师每组抽一名学生进行操作展示,其余同学观看,操作完后,先由学生指出存在的不足,然后由教师进行评价矫正,最后由教师归纳,总结。
4. 布置作业

【实训内容】

操作步骤	方　法
核对、解释	携用物至床旁,问候、核对床号、姓名; 评估患者病情、缺氧程度、鼻腔情况,解释吸氧目的
装表	吹尘后装氧气表,用扳手旋紧,使氧气表垂直于地面,接湿化瓶及通气管,打开总开关,检查有无漏气(图13.1) 图13.1
吸氧	清洁鼻腔,连接鼻导管,开流量开关,调节流量,将鼻导管放入水中湿润,检查鼻导管是否通畅,将鼻导管绕过耳部固定于颌下,再次检查氧流量及用氧装置
整理、交代	协助患者取舒适卧位,整理用物; 交代患者及家属注意事项; 感谢患者的配合; 洗手、记录
停氧	向患者解释因病情需要而停用氧气; 取下鼻导管,关总开关,关流量表开关,擦净患者面部分泌物,卸表
嘱咐、整理	协助患者取舒适体位,整理用物; 询问患者感受,给予心理支持,如感不适时,及时告知医生
记录	洗手,记录,记录停氧时间、患者反应、吸氧效果,感谢患者的配合

【实训注意事项】

(1)用氧前检查装置有无漏气,是否通畅。

(2)注意用氧安全,切实做好"四防",即防震、防火、防热、防油。

(3)氧气流量根据病情、年龄及缺氧程度而定。

(4)使用氧气时,应先调节流量再使用。停用氧气时,应先拔出导管再关闭氧气开关。

（5）在用氧过程中观察缺氧改善情况。

（6）氧气筒内氧气勿用尽。

【实训考核】

表 13.1　氧气吸入法考核标准

操作步骤	评分标准	得分
准备	衣帽整洁,洗手,戴口罩,用物备齐	
环境、患者准备	环境安全适宜,体位合适,沟通后愿意合作	
核对、解释	携用物至床旁,报告老师;评估、核对、解释内容贴切,语言温和	
装表	吹尘、装表、接湿化瓶,开总开关,检查有无漏气,顺序方法正确	
吸氧	清洁鼻腔、连接鼻导管、调节流量、湿润检查、插管、固定顺序方法正确,体现对患者的关爱,沟通良好	
整理、交代	患者舒适、床单位整洁,用物处理;交代注意事项全面合理	
停氧	解释,取下鼻导管,氧气表顺序、卸表方法正确	
整理、嘱咐	整理用物及床单元,心理支持	
记录	洗手、记录、感谢	
提问	结合病例提问	
时间	5 min 内完成	

表 13.2　实训行为评价表

项目	评价内容	评分等级		
		好	中	差
仪容仪表	着装整洁,不佩戴首饰,不留长指甲,不涂指甲油,精神饱满,表情轻松,站姿、坐姿良好	4	3	2
学习态度	操作积极主动,态度认真,认真思考,积极发言,善于与同学交流,具有良好互助、合作精神	6	4	2
爱伤观念	动作轻稳、准确,爱护护理模型,不损坏用物,文明礼貌,勤整理病床单元	6	4	2
遵守纪律	遵守实验室守则,不迟到、早退,不随意离开实验室	4	3	2

表 13.3　实训成绩综合评价表

项目 姓名	技能评价（80%）			行为评价（20%）			总　分
	自评	小组评	教师评	自评	小组评	教师评	

【课后作业】

一、案例分析

案例 1：患者，女，60 岁，大出血入院，医嘱予以快速补液，低流量吸氧等治疗，5 h 内输入 3 000 mL 液体，患者出现呼吸困难，咳粉红色泡沫样痰。

①患者出现了什么情况？

②抢救时，应如何为患者吸氧？

③改变患者吸氧的流量时，应注意什么？

案例 2：患者，男性，70 岁，退休工人，患慢性阻塞性肺病 20 余年，今因感冒后病情加重，咳嗽、咳痰、黄痰黏稠不易咳出，呼吸困难、口唇发绀、神志淡漠。体检：体温 38.5 ℃，脉搏 110 次/min，呼吸 32 次/min，血压 100/60 mmHg。听诊：心律不齐。血气分析：PaO_2 40 mmHg，$PaCO_2$ 70 mmHg，SaO_2 270%。诊断为Ⅱ度呼吸衰竭，缺氧伴有二氧化碳潴留。医嘱：吸氧，st。

①应如何实施吸氧的护理？

②护理时应注意些什么？

二、选择题

1. 装表前，先打开总开关是为了（　　）。

　　A. 检查氧气筒内是否有氧气　　　　　　　　B. 了解气体流出是否通畅

　　C. 估计筒内氧气流量　　　　　　　　　　　D. 测试筒内氧气压力

　　E. 清洁气门，避免灰尘吹入氧气表内

2. 开、关氧气表顺序正确的是（　　）。

　　A. 开总开关—开流量表—关总开关—关流量表—放余氧

　　B. 开流量表—开总开关—关流量表—关总开关

　　C. 开总开关—开流量表—关流量表—关总开关—放余氧

　　D. 开流量表—开总开关—关总开关—关流量表—放余氧

　　E. 开总开关—开流量表—关总开关—关流量表

3. 关于氧气筒的存放,错误的是( )。
  A. 做到防震,防火、防油、防热   B. 搬运时避免撞倒,以防爆炸
  C. 距火炉 5 m,暖气 1 m   D. 螺旋口上定期上油,以免生锈
  E. 应悬挂"空"或"满"的标志

4. 患者,男,56 岁。慢性肺源性心脏病,持续给氧,当氧气还有 5 kg/cm² 时更换氧气筒,患者不理解为什么氧气没用完就要更换氧气瓶,对患者解释瓶内氧气不能用尽,需保留一定量氧气的目的是( )。
  A. 便于再次充气   B. 便于调节氧流量
  C. 防止再次充气时引起爆炸   D. 使流量平稳,便于使用
  E. 便于检查氧气装置有无漏气

5. 患者,男,30 岁,支气管哮喘急性发作 3 d 而入院,医嘱鼻导管给氧,以下操作正确的是( )。
  A. 氧气筒放置距暖气应有 5 m 距离
  B. 给氧前用干棉签清洁患者鼻孔
  C. 停止给氧时,应先关氧气开关
  D. 导管插入长度为鼻尖到耳垂的 1/2
  E. 给氧时,调节氧流量后插入鼻导管

6. 小李在为一位患者给氧,在使用氧气的过程中,( )操作不正确。
  A. 注意用氧安全,切实做好"四防"
  B. 先调节流量再使用
  C. 禁止用带油的扳手装卸氧气表
  D. 停用时,先关闭氧气开关再拔出导管
  E. 对未用或已用空的氧气筒,分别挂"满"或"空"标志

7. 要转运一位危重患者去上级医院作进一步治疗,在转运途中不能停止治疗,应输液、给氧等。但小张对氧气枕的认识不全面,她的认识错误的是( )。
  A. 氧流量不可调节   B. 使用时让患者头部枕于氧气枕上
  C. 利用重力原理使氧气流出   D. 氧气枕使用前应用水反复灌洗
  E. 可用于转运患者途中或家中

8. 患者,男,47 岁,突发呼吸困难 1 h,烦躁不安,大汗,咳粉红色泡沫痰,两肺布满哮鸣音和湿啰音,以下给氧措施正确的是( )。
  A. 间断低流量吸氧   B. 持续低流量吸氧
  C. 间断高流量吸氧   D. 持续高流量吸氧
  E. 超声雾化吸入后吸氧

9. 小林在为患者输氧时对氧气湿化瓶的使用和处理不妥的是( )。
  A. 取消毒后的湿化瓶   B. 装入冷开水,瓶内水量为 2/3 满
  C. 将湿化瓶与流量表连接   D. 通气管浸入液面下
  E. 湿化瓶定时更换

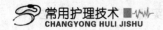
10. 给一位呼吸困难患者给氧,有关氧疗的知识不妥的是( )。

A. 氧气袋反复冲洗,直至洁净

B. 鼻塞法给氧对患者刺激性小,适应于长期吸氧的患者

C. 漏斗法适用于婴幼儿

D. 鼻导管给氧插管的深度为鼻尖至耳垂的2/3

E. 漏斗法适用于气管切开的患者

实训十四 吸痰法

【学习情境】

患者,男,75 岁,有吸烟史 40 余年,慢性咳嗽,咳痰 20 余年。近五年明显加剧,3 d 前因受凉而发热,剧咳,大量黄脓痰,今晨送入院。体温为 38.5 ℃,脉搏为 122 次/min,呼吸 30 次/min,血压 160/90 mmHg。半卧位,虚弱无力,意识清醒,听诊闻及较多痰鸣音。请为该患者制订此时最为重要的措施,并实施。

【实训目标】

1. 能模仿完成吸痰法操作流程。
2. 能正确评估患者肺部痰液情况。

【实训学时】

2 学时。

【实训准备】

1. 环境准备

安静、整洁、光线明亮、舒适。

2. 操作者准备

着装整洁,洗手,戴口罩。

3. 患者准备

了解吸痰的目的和方法、注意事项及配合要点,体位舒适。

4. 用物准备

电动吸引器或负压吸引瓶一个(图 14.1)。治疗盘内放:有盖无菌罐两个(一个无菌罐内放无菌纱布数块,另一个盛无菌等渗盐水),一次性无菌吸痰管数根(图 14.2),无菌生理盐水一瓶,听诊器、手电筒、弯盘一个,一次性手套。必要时备压舌板、开口器、舌钳和标本容器,床栏上系一盛有消毒液的小瓶。

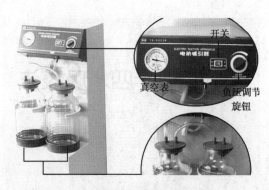

图 14.1　电动吸引器

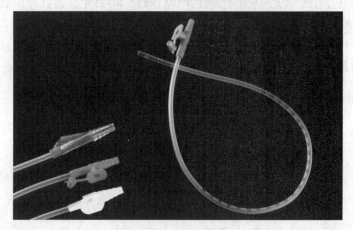

图 14.2　一次性吸痰管

【实训步骤】

1. 教师示教

教师在吸痰模型上示范吸痰法的操作流程,并讲解操作中的主要事项。

2. 学生练习

每 4 人一组,学生在模型上进行操作练习,教师巡视指导。

3. 小结评价

教师每组抽一名学生进行操作展示,其余同学观看,操作完后,先由学生指出存在的不足,然后由教师进行评价矫正,最后由教师归纳,总结。

4. 布置作业

【实训内容】

操作步骤	方　法
评估	患者的年龄、病情、神志、呼吸及痰鸣音;口鼻黏膜情况以及对吸痰知识的了解程度
核对解释	核对床号、姓名; 向患者解释说明操作的目的、过程及方法

续表

操作步骤		方　法
检查调压		检查吸引器电压和电源电压是否相符,各管道连接是否正确; 接通电源,打开开关,调节负压
吸痰前的准备	准备患者	将患者的头偏向操作者一侧; 嘱患者张口,昏迷患者用开口器打开口腔,取下活动义齿,舌后坠者,用舌钳将舌拉出
	用物准备	检查无菌等渗盐水质量及有效期,取适量于无菌吸痰盅; 检查无菌吸痰管外包装及有效期,打开吸痰管的外包装; 检查手套外包装及有效期,戴无菌手套
接管试吸		连接管与吸痰管连接; 试吸生理盐水
抽吸痰液		一手将吸痰管末端折叠,以免负压损伤黏膜,一手持吸痰管前端插入口咽部,放松折叠处,吸净口咽部分泌物; 更换吸痰管,一手将吸痰管末端折叠,在患者吸气时顺势将吸痰管插至气道 10 ~ 15 cm,放松折叠处,吸出气管内分泌物。抽吸时动作应轻柔,从深部左右旋转,向上提拉,吸净分泌物
冲管消毒		每次吸痰管退出后,应立即抽吸等渗盐水冲洗吸痰管及导管; 吸痰结束后,分离吸痰管,脱手套,将手套和吸痰管按医疗废物分类放治疗车下层; 关闭吸引器开关及电源开关,将连接导管接头处插入盛有消毒液的小瓶中
清洁面部		在吸痰过程中,随时擦净患者面部的分泌物
观察结果		观察患者的面色、呼吸是否改善、吸出物的性状及黏膜有无损伤
整理用物		安置患者于舒适卧位,整理床单位,清醒患者给予安抚并致谢,整理用物归位
洗手记录		洗手、记录吸痰时间、痰液性状、量、患者呼吸情况

【实训注意事项】

(1)严格执行无菌操作,治疗盘内吸痰用物每日更换 1 ~ 2 次,吸痰导管每次更换。

(2)防止损伤呼吸道黏膜,插管时不可有负压,禁忌将吸痰管上下提插。

(3)痰液黏稠者可配合背部叩击,超声雾化吸入,滴入生理盐水或蒸馏水、化痰药物,使痰液松动稀释,易于吸出。

(4)储液瓶内液体应及时倾倒。

【实训考核】

表 14.1　吸痰法考核标准

操作步骤		评分标准	得　分
评估		评估呼吸和缺氧情况,听痰鸣音,判断痰液黏稠度,口腔、鼻腔有无损伤,心理状态	
核对解释		核对方法正确,解释内容贴切	
检查调压		接通电源,连接各管道,调节压力	
吸痰前的准备	准备患者	病人体位舒适,头转向操作者	
	准备用物	准确无误的准备无菌等渗盐水、戴无菌手套、准备无菌吸痰管	
接管试吸		试吸	
抽吸痰液		吸尽口腔或鼻腔至咽喉部分泌物	
		换吸痰管,在患者吸气时经咽喉部插入气管,由下至上左右旋转向上吸净痰液,每次吸痰时间不超过 15 s	
冲管消毒		吸入生理盐水冲管,分离吸痰导管; 关闭吸引器开关及电源开关	
清洁面部		洗手、记录、再次核对方法正确	
观察结果		患者面色、呼吸、吸出物的性状; 呼吸道黏膜有无损伤	
整理用物		整理床单位、整理用物,分类放置	
洗手记录		按七步洗手法洗手; 记录	
时间		6 min	

表 14.2　实训行为评价表

项　目	评价内容	评分等级		
		好	中	差
仪容仪表	着装整洁,不佩戴首饰,不留长指甲,不涂指甲油,精神饱满,表情轻松,站姿、坐姿良好	4	3	2
学习态度	操作积极主动,态度认真,认真思考,积极发言,善于与同学交流,具有良好互助、合作精神	6	4	2
爱伤观念	动作轻稳、准确,爱护护理模型,不损坏用物,文明礼貌,勤整理病床单元	6	4	2
遵守纪律	遵守实验室守则,不迟到、早退,不随意离开实验室	4	3	2

表 14.3 实训成绩综合评价表

项 目 姓 名	技能评价（80%）			行为评价（20%）			总 分
	自评	小组评	教师评	自评	小组评	教师评	

【课后作业】

一、案例分析

案例 1：刘某，女性，72 岁，童年曾患麻疹，以后常有反复发作的呼吸道感染，此次发作较重，常于晨起或入夜时咳大量脓痰，痰液黏稠，不易咳出，来院就诊，查体：体温 37.8 ℃，脉搏 82 次/min，呼吸 24 次/min，血压 100/80 mmHg，慢性病容，实验室检查：白细胞 20×10^9/L，中性粒细胞 0.85，核左移，痰液分层。给予吸痰，但发现痰液黏稠，不易吸出。

①发生此现象应该怎么处理？

②吸痰用物应如何处置？

案例 2：患者，男性，35 岁，因车祸致颅脑损伤。现患者昏迷，气管切开，上呼吸机，呼吸道闻及大量痰鸣音。

①应采取哪些护理措施？

②操作中应注意些什么？

二、选择题

1.电动吸引器吸痰的原理是（ ）。

　　A.负压原理　　　B.液压原理　　　C.正压原理　　　D.空吸原理　　　E.虹吸原理

2.吸痰前下列检查方法错误的是（ ）。

　　A.吸痰管号码是否合适　　　　　　B.电源和吸引器电压是否相等

　　C.吸引器各管道连接是否正确　　　D.安全瓶内是否加入少量消毒剂

　　E.吸引器的吸力是否正常

3.每次吸痰时间不宜超过 15 s 的最主要原因是（ ）。

　　A.减少患者痛苦　　　　　　　　　B.减轻气管黏膜受损

　　C.防止患者缺氧　　　　　　　　　D.避免痰液阻塞导管

　　E.保持导管处于无菌状态

4.痰液黏稠时可采用下面的（ ）方法以利痰液吸出。

　　A.增加负压　　　　　　　　　　　B.延长每次吸痰时间

C.雾化吸入　　　　　　　　D.向气道内注入等渗盐水

E.增加插管深度

5.小李为一窒息患者吸痰,在吸痰过程中她特别注意操作的准确性,以下注意事项中正确的是(　　)。

A.吸痰应自口腔进行

B.吸痰管插入气管时引起咳嗽立即停止

C.如痰液黏稠可注入生理盐水帮助化痰

D.喉头有痰鸣音或排痰不畅应及时抽吸痰液

E.每次吸痰不超过5 min,以免缺氧

6.患者,男,43岁,因阑尾炎导致腹膜穿孔,手术后一般情况差,痰液堵塞气管不易咳出,医嘱立即吸痰,在为他吸痰前应调节负压为(　　)。

A.13.3 kPa(100 mmHg)　　　　B.20.0 kPa(150 mmHg)

C.40 kPa(300 mmHg)　　　　　D.40～53.3 kPa(300～400 mmHg)

E.60 kPa(450 mmHg)

7.患儿,男性,4岁,因痰液咳不出来,给予吸痰,请问其负压一般不超过(　　)。

A.13.3 kPa(100 mmHg)　　　　B.20.0 kPa(150 mmHg)

C.40 kPa(300 mmHg)　　　　　D.40～53.3 kPa(300～400 mmHg)

E.60 kPa(450 mmHg)

(8—9 共用题干)

患者,男,34岁,因车祸受伤入院,入院后神志不清、各种反射消失、单侧瞳孔扩大、固定,做完手术回病房后,发现患者出现呼吸道分泌物增多,给予吸痰治疗。

8.用吸痰管进行气管内吸痰的方法为(　　)。

A.由上而下抽吸　　　　　　B.自下而上抽吸

C.固定一处抽吸　　　　　　D.上下移动导管进行抽吸

E.由深部向上左右旋转提拉

9.电动吸引器吸痰时每次吸引时间(　　)。

A.不超过30 s　　　　　　　B.不超过15 s

C.不超过1.5 s　　　　　　　D.不超过60 s

E.不超过10 s

实训十五　心肺复苏

【学习情境】

患者,男性,69岁,慢性阻塞性肺气肿,由于呼吸困难,送到急诊室,在临床评估时,病人突然没有反应。

【实训目标】

1. 能掌握心脏骤停的识别指征。
2. 能掌握心肺复苏的操作流程。

【实训学时】

4学时。

【实训准备】

1. 环境准备

周围环境安全、宽敞、明亮,注意遮挡患者,尊重患者。

2. 操作者准备

熟悉心肺复苏基本生命支持技术的操作流程。

3. 患者准备

仰卧于硬板床上或地面上。

4. 用物准备

有条件的可准备听诊器、血压计、心电监护仪、手电筒、纱布数块和弯盘,必要时备胸外按压木板、脚踏凳和屏风等。

【实训步骤】

1. 教师示教

教师在心肺复苏模型人上示范心肺复苏基本生命支持技术操作步骤,并讲解操作中的注意事项。

教师对心肺复苏基本生命支持技术操作步骤及注意事项进行小结。

2. 学生练习

每4名同学为一组,按教师规定的实验步骤在模拟人上进行操作,教师巡视指导。

3. 小结评价

教师每组抽一名学生进行操作展示,其余同学观看,操作完后,先由学生进行评价,指出存在的问题,然后由教师进行评价矫正,最后由教师归纳,总结。

4. 布置作业

【实训内容】

操作步骤	方　法
评估环境	观察周围环境,确定安全
判断意识	评估患者反应,轻拍患者双肩,并大声呼唤"您还好吗?"
判断循环及呼吸	操作者摸同侧颈动脉,以食指、中指触摸患者气管正中(男性患者可触及喉结)后,然后滑向颈外侧气管与胸锁乳突肌内侧之间的凹陷处触摸颈动脉,同时检查呼吸是否正常
呼救	高声呼救,拨打120急救电话或立即通知其他医生、护士协助抢救。记录抢救开始时间
安置体位	仰卧位放到硬质平面上、解开衣领、腰带,躯体在同一条直线,上肢位于躯体两侧
胸外心脏按压	按压部位,两乳头连线或胸骨中下 1/3 交界处(图 15.1);按压方法:双手重叠,一手掌根与胸廓接触,肘关节伸直,用身体重力垂直下压(图 15.2);按压深度:成人按压幅度为 5 cm,按压频率 100 次/min,按压与放松比为 1∶1 图 15.1　　　　　　图 15.2
清除口腔异物	检查口腔有无异物,取出活动性假牙及异物,清理口鼻腔分泌物
开放气道	仰头提颏法,操作者左手肘关节着地,手置于前额使头部后仰,右手食指、中指置于下颌骨之下靠近下颏处,举起下颏(图 15.3) 90° 图 15.3

续表

操作步骤	方　法
人工呼吸	将纱布盖于患者口部(图15.4),口对口吹气两次,每次吹气400~600 mL,吹起时捏紧鼻孔,呼气时放松,操作者口唇要紧包患者口部,按压通气比值为30:2 图15.4
效果评估	按压5个循环后评估面色、甲床、脉搏、呼吸、瞳孔等,判断心肺复苏是否有效
安置病人	恢复舒适体位,整理床单位,安慰病人,继续高级生命支持
洗手、记录	洗手,记录抢救结束时间和患者情况

【实训注意事项】

(1)口对口吹气量不宜过大,一般不超过1 200 mL,胸廓稍起伏即可。吹气时间不宜过长,过长会引起急性胃扩张、胃胀气和呕吐。吹气过程要注意观察患(伤)者气道是否通畅,胸廓是否被吹起。

(2)胸外心脏按压术只能在患(伤)者心脏停止跳动下才能施行。

(3)口对口吹气和胸外心脏按压应同时进行,严格按吹气和按压的比例操作,吹气和按压的次数过多和过少均会影响复苏的成败。

(4)胸外心脏按压的位置必须准确。不准确容易损伤其他脏器。按压的力度要适宜,过大过猛容易使胸骨骨折,引起气胸血胸;按压的力度过轻,胸腔压力小,不足以推动血液循环。

(5)施行心肺复苏术时应将患(伤)者的衣扣及裤带解松,以免引起内脏损伤。

【实训考核】

表15.1　心肺复苏考核标准

项　目	评分标准	得　分
评估环境	评估现场环境安全	
判断意识	评估病人有无意识方法正确	
判断循环	触摸位置正确,按规定时间完成	
呼救	呼救、记录时间准确	

续表

项　目	评分标准	得　分
安置体位	安置复苏体位正确	
胸外心脏按压	定位方法正确,按压部位、方法、深度、频率正确,按压有效,按压与放松比例适当	
清除口腔异物	清理呼吸道,保持气道通畅	
开放气道	打开气道方法正确	
人工呼吸	口唇包严无漏气,吹气至胸廓上升,吹气后松鼻、离唇,观察胸部情况	
效果评估	按压5个循环评价有效指征方法正确	
安置病人	拉好衣服拉链,手法及体位正确	
洗手、记录	洗手方法得当,正确记录抢救过程	
评价	动作迅速、准确、有效,操作后处理正确	
时间	4 min内完成	

表15.2　实训行为评价表

项　目	评价内容	评分等级		
		好	中	差
仪容仪表	着装整洁,不佩戴首饰,不留长指甲,不涂指甲油,精神饱满,表情轻松,站姿、坐姿良好	4	3	2
学习态度	操作积极主动,态度认真,认真思考,积极发言,善于与同学交流,具有良好互助、合作精神	6	4	2
爱伤观念	动作轻稳、准确,爱护护理模型,不损坏用物,文明礼貌,勤整理病床单元	6	4	2
遵守纪律	遵守实验室守则,不迟到、早退,不随意离开实验室	4	3	2

表15.3　实训成绩综合评价表

项　目 姓　名	技能评价(80%)			行为评价(20%)			总　分
	自评	小组评	教师评	自评	小组评	教师评	

【课后作业】

一、案例分析

案例1:某大街上一路人突然晕倒在地,如果你是第一发现者且是施救者,请立即为该路人行心肺复苏措施,请问应采取什么处理措施?

案例2:一急性心肌梗死患者在住院期间突发,呼之不应,心电监护示室性纤颤,当班医护人员立即为患者行心肺复苏术,请问:

①胸外心脏按压位置、频率以及力度?

②心肺复苏注意事项?

二、选择题

1. 心肺复苏胸外按压的部位为(　　)。

  A. 双乳头之间胸骨中下 1/3 处　　　　　　B. 心尖部

  C. 胸骨中段　　　　　　　　　　　　　　D. 胸骨左缘第五肋间

  E. 胸骨中上 1/3

2. 心肺复苏中单或双人复苏时胸外按压与通气的比率为(　　)。

  A. 30:2　　　　B. 15:2　　　　C. 30:1　　　　D. 15:1　　　　E. 5:1

3. 在心肺复苏过程中,应尽量减少中断胸外按压,中断胸外按压的时间(　　)。

  A. 不超过 10 s　　　　　　　　　　　　B. 不超过 5 s

  C. 不超过 20 s　　　　　　　　　　　　D. 不超过 1 min

  E. 不超过 30 min

4. 心肺复苏胸外按压的频率为(　　)。

  A. 至少 80 ~ 100 次/min　　　　　　　　B. 至少 100 次/min

  C. 至少 120 次/min　　　　　　　　　　D. 至少 80 次/min

  E. 100 ~ 120 次/min

5. 成人心肺复苏时胸外按压的深度为(　　)。

  A. 至少胸廓前后径的一半　　　　　　　B. 至少 3 cm

  C. 至少 5 cm　　　　　　　　　　　　　D. 至少 6 cm

  E. 至少 4 cm

6. 现场进行徒手心肺复苏时,伤病员的正确体位是(　　)。

  A. 侧卧位　　　　　　　　　　　　　　B. 仰卧在比较舒适的软床上

  C. 仰卧在坚硬的平面上　　　　　　　　D. 俯卧位

  E. 半坐卧位

7. 诊断心跳骤停迅速可靠的指标是(　　)。

  A. 意识丧失,大动脉搏动消失　　　　　B. 呼吸停止

  C. 瞳孔散大　　　　　　　　　　　　　D. 血压测不到

  E. 脉搏不清

8. 心跳骤停紧急处理原则中,下列错误的是(　　)。

  A. 迅速启动急救系统　　　　　　　　　B. 开始胸外按压前需待心电图

确诊

C. 立即开放静脉输液通道   D. 立即开始胸外按压

E. 准备好电击除颤

9. 口对口人工呼吸的方法,下列错误的是(   )。

    A. 首先必须畅通气道   B. 吹气时不要按压胸廓

    C. 吹气时捏紧病人鼻孔   D. 胸外心脏按压与人工呼吸的比例为30∶2

    E. 给予两次人工呼吸后迅速进行胸外按压

10. 当在路旁发现有人躺在地上时,首先应(   )。

    A. 打110求救   B. 评估其意识状况

    C. 马上施行CPR   D. 快速通过避免被诈骗

    E. 开放气道,人工呼吸

参考答案

实训一
1—5　BAEBB　6—10　BCCEC

实训二
1—5　BCAED　6—10　ECBEE

实训三
1—5　CDBCB　6—10　BEECB

实训四
1—5　DCEBB　6—7　CA

实训五
1—6　DACBDA

实训六
1—5　CEEAE　6—9　CDDB

实训七
1—5　DBAAB　6—10　DABDC

实训八
1—5　BEBCC　6—9　BACD

实训九
1—5　ADEEC　6—10　DCCEA

实训十
1—5　CDEBC　6—10　EDDED

实训十一
1—5　ECCDA　6—10　BDBCC

实训十二
1—5　EDEDA　6—10　EDBEC

实训十三
1—5　EEDCE　6—10　DDDBA

实训十四
1—5　ADCCD　6—9　DCEB

实训十五
1—5　AADBC　6—10　CABEB

参考文献

[1] 曾建平. 护理专业技术实训[M]. 2 版. 北京：人民军医出版社, 2015.

[2] 曹梅琴. 常用护理技术[M]. 西安：第四军医大学出版社, 2012.

[3] 龙霖. 护理学基础[M]. 2 版. 北京：人民军医出版社, 2015.